BIBLIOTHÈQUE DES FAMILLES ET DES PAROISSES.

PETIT

DICTIONNAIRE DE SANTÉ

OU

TABLE ALPHABÉTIQUE ET PRATIQUE

des douze volumes

DE L'ENCYCLOPÉDIE DE LA SANTÉ

PAR

Le docteur Jules MASSÉ.

⟶⟶⟶❯❯❮❮❮⟵

PARIS

V. POULLET, ÉDITEUR | ET CHEZ L'AUTEUR
RUE DU CHERCHE-MIDI, 7 | RUE CASSETTE, 18

PETIT
DICTIONNAIRE DE SANTÉ.

Cet ouvrage reste la propriété exclusive de l'éditeur. Toute reproduction, même partielle, ainsi que toute traduction est interdite; les contrefaçons seront poursuivies en vertu des lois, décrets et traités internationaux.

Dʳ Jules Massé

PETIT

DICTIONNAIRE DE SANTÉ

OU

TABLE ALPHABÉTIQUE ET PRATIQUE

DES DOUZE VOLUMES

DE L'ENCYCLOPÉDIE DE LA SANTÉ

PAR

LE DOCTEUR JULES MASSÉ.

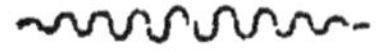

PARIS.

V. POULLET, ÉDITEUR, | ET CHEZ L'AUTEUR,
RUE DU CHERCHE-MIDI, 7. | RUE CASSETTE, 18.

1860
1859

AVERTISSEMENT.

Un complément était nécessaire à nos douze volumes de l'*Encyclopédie de la Santé*. Il fallait, pour ces différents livres, une table alphabétique capable de faciliter les recherches, et une sorte de résumé de tous les renseignements qu'ils renferment.

Bien souvent, on nous a réclamé ce travail.

Nous l'avons donc entrepris avec courage, malgré les difficultés qu'il présentait et l'aridité que nous devions y rencontrer. Nous n'avons pu y conserver tout-à-fait notre habituel langage, ce qui fait que le présent volume, tout en rappelant ceux qui l'ont précédé, n'y ressemblera guère que par son utilité.

En effet, nous avons toujours cherché dans nos précédentes publications à entourer nos conseils d'images, d'anecdotes, de comparaisons, dans le but d'en rendre la lecture attrayante. Cette fois il a fallu rester bref, un peu sec, un peu compassé; aussi, à côté du titre *Petit Dictionnaire,* avons-nous cru de notre devoir d'avertir, par un sous-titre, qu'il s'agissait d'une table alphabétique et d'un simple résumé.

Cependant nous avons voulu rendre cette table non-seulement utile, mais pratique, et nous

nous sommes efforcé d'y être assez précis pour qu'elle puisse servir de mémento à ceux qui ont parcouru nos ouvrages.

A chaque mot nous avons joint l'abrégé des conseils donnés, puis le titre du volume, et l'indication des pages où les diverses questions se trouvent plus développées.

Puisse ce livre, présenté sans prétention, être aussi bien accueilli que ses devanciers!

PETIT

DICTIONNAIRE DE SANTÉ.

A

ABCÈS. Les abcès scrofuleux ont des caractères bien tranchés, bien remarquables, annoncés par des tumeurs d'abord dures, sans grande douleur, languissantes ; ils donnent une plaie pâle, blafarde et d'une suppuration caractéristique, c'est-à-dire sanieuse, qui ressemble à de l'eau sale. Dans les abcès ordinaires, la plaie tend toujours à se refermer ; dans les abcès scrofuleux, elle tend à s'agrandir.

(Voir *Trois Maladies réputées incurables*, p. 204.)

ABCÈS (remède contre les). Saindoux et levure avec des oignons blancs, taillés en petits morceaux ; — bon cataplasme maturatif : miel, jaunes d'œufs et vin rouge.

(Voir *Formules et Recettes*, p. 13.)

ABEILLES (Piqûres d'), de guêpes, de bourdons. Aussitôt qu'on a été piqué par une abeille, il faut, si l'on a de l'ammoniaque sous la main, toucher la piqûre à l'aide d'un pinceau trempé dans ce liquide étendu d'eau ; à défaut d'ammoniaque, on peut se servir d'eau de lessive, d'eau de savon ou d'eau salée. L'ammoniaque est le préférable de tous les liquides ; elle pénètre dans la piqûre et détruit instantanément l'action du venin. Toutefois, il ne faut point laisser l'aiguillon en place : on le retire avec patience, soit avec une épingle, soit en le saisissant avec des pinces ou simplement avec les ongles. Quand on se trouve à la campagne et qu'on n'a aucun liquide sous la main, en cas de piqûres d'abeilles, il faut chercher à en combattre la perturbation en frottant les piqûres avec les feuilles de quelques plantes aromatiques, menthe, thym, lavande, sauge, etc.

(Voir *Médecine des Accidents*, p. 226.)

ABEILLES (Remède contre les piqûres d'). Outre l'alcali étendu d'eau, le persil à l'état frais, le chèvrefeuille, la boue des ornières apaisent promptement le gonflement.

(Voir *Formules et Recettes*, p. 2.)

ABSINTHE. L'infusion aqueuse ou vineuse des feuilles de bonne absinthe est stomachique et fortifiante.

(Voir *Botanique médicale*, p. 307.)

ABSORPTION DE LA PEAU chez les petits enfants. Elle est considérable, et, en cas d'épidémie, en cas de contagion surtout, il faut bien vite mettre l'enfant hors de danger. C'est à cause de cette grande absorption de la peau chez les petits enfants, qu'il faut, pour les soigner, des personnes bien portantes, et qu'il est toujours dangereux de les faire coucher avec des grandes personnes dont l'haleine n'est jamais aussi pure que la leur.

(Voir *Santé des Mères et des Enfants*, p. 113.)

ACANTHE. Plante nommée aussi *branche-ursine* et *inerme*. Elle est adoucissante et ses feuilles s'emploient en décoction pour lotions, cataplasmes, et lavements.

(Voir *Botanique médicale*, p. 37.)

ACONIT. Plante dangereuse, que l'on peut employer à l'extérieur et dont la pharmacie a fait bien des préparations utiles; mais les gens du monde ne sauraient l'appliquer sans conseil ni sans surveillance.

(Voir *Botanique médicale*, p. 227.)

ACORE. On a vanté la racine de l'acore comme un remède anti-hémorragique, antigoutteux et vermifuge.

(Voir *Botanique médicale*, p. 308.)

ACTÉE. On prétend que cette plante séchée, pulvérisée, est capable de tuer les poux. Ce qu'il y a de certain c'est qu'elle est fort dangereuse. Ses fruits, mangés imprudemment, donnent des convulsions qui peuvent aller jusqu'à la mort.

(Voir *Botanique médicale*, p. 290.)

AFFUSION. L'affusion consiste à faire courir sur tout le corps la valeur de quatre à six seaux d'eau tempérée. On place le malade dans une baignoire vide. On le fait asseoir sur un tabouret; près de la baignoire est un baquet contenant de l'eau à la température d'été. Une fois le malade en place, on puise l'eau à l'aide d'une casserole, et résolûment, coup sur coup, on la verse en nappe sur la tête. L'opération ne doit pas durer plus de quatre à cinq minutes.

(Voir *Santé des Mères et des Enfants*, p. 286.)

AGE CRITIQUE. On a donné le nom d'âge critique à la période d'existence où les femmes se trouvent débarrassées de l'hémorragie menstruelle. *Age critique* veut dire bien souvent la terminaison de souffrances intérieures, la fin d'impôts onéreux, le dénoûment de sensations pleines de tortures. Cependant, il est juste de le dire, l'âge critique est souvent le signal d'une foule de petits accidents : catarrhe, asthme, migraine, obésité fatigante, taches couperosées, etc. Ces indispositions tiennent à deux causes, l'une morale, l'autre physique; à un peu de chagrin, et à un embarras dans la circulation sanguine. Quand l'hémorragie menstruelle se trouve supprimée, c'est un émonctoire, un épurateur de moins. Il faut de la résignation, une activité intellectuelle et une activité physique; l'exercice et la transpiration qu'elle détermine sont des moyens bienfaisants. Les bains généraux peuvent servir à rétablir l'équilibre, pourvu qu'ils soient courts et doux, et que, pendant toute leur durée, on arrose le visage avec de l'eau moins chaude que celle du bain.

(Voir *Santé des Femmes*, p. 86 à 92.)

AGRIPAUME. Cette plante est douée d'une vertu cordiale, de là son surnom *cardiaque*. Pour l'utiliser, il est important de choisir la plante à l'état le plus frais possible.

(Voir *Botanique médicale*, p. 61.)

AIGREMOINE. On emploie cette plante desséchée en

tisane, en gargarisme et en lotions (deux ou trois pincées suffisent pour un litre d'eau). — En pilant la plante fraîche on en fait un bon topique contre les engorgements rebelles.

(Voir *Botanique médicale*, p. 124.)

AIGREURS D'ESTOMAC (Remède contre les). Magnésie par cuillerées à café; — eau de chaux seconde, et le matin à jeun, dans une tasse de lait, une ou deux cuillerées à café par tasse.

(Voir *Formules et Recettes*, p. 4.)

AIR. L'air est un fluide indispensable à notre existence, c'est le *pabulum vitæ*, c'est notre nourriture de chaque moment. L'air est composé de deux principaux gaz : sur 100 parties, 21 parties d'oxygène, 78 de gaz azote, le reste, c'est-à-dire un centième, est formé de gaz acide carbonique. C'est par l'oxygène que l'air atmosphérique devient notre constant vivificateur. Otez l'oxygène de l'air, et le gaz qui restera deviendra l'élément qui asphyxie et qui tue. L'air peut être chargé d'émanations délétères, les miasmes, par exemple, qui s'élèvent des marais dont la vase est à sec; mais la plupart du temps c'est par une exagération du gaz acide carbonique qu'il devient dangereux; tel est l'air échappé des cuves, de certaines caves, des fosses d'aisance et des vieux puits (voy. *Habitations* et *Asphyxie*). L'air trop vif des montagnes, l'air pris à trop fortes doses au moyen de la course ou de cris; enfin l'usage des instruments à vent sont redoutables pour certaines poitrines.

(Voir *Cours d'Hygiène populaire*, t. II, p. 242.)

AIR INFECT. Contre l'air infect il est des moyens désinfectants. Voici une recette de Guyton de Morveau : Mettez dans un flacon de verre ou de grès 12 grammes d'acide sulfurique, 8 grammes d'oxyde noir de manganèse et 2 grammes d'acide nitrique. Il s'élève aussitôt de ce mélange un gaz volatile très-pénétrant, fort efficace et qu'il est important d'employer dans certaines circonstances.

(Voir *Cours d'Hygiène populaire*, t. II, p. 214.)

ALBUMINURIE. La triste maladie que l'on nomme *albuminurie* est le pendant du diabète. Au lieu de phosphate et d'urée que doivent contenir les urines, dans le diabète c'est du sucre qu'elles renferment, dans l'albuminurie c'est de l'albumine. Du reste, dans ces deux affections, même abondance de sécrétion, même affaiblissement général, mêmes symptômes locaux. J'ajouterai que le même traitement est souvent nécessaire.

(Voir *Maladies viriles*, p. 117.)

ALCHEMILLE. Plante efficace contre les dyssenteries. On l'emploie en tisane et en lavement. 30 grammes par litre d'eau suffisent dans le premier cas; on double et triple la dose dans le second.

(Voir *Botanique médicale*, p. 125.)

ALÈZE. On donne ce nom à un drap plié en plusieurs doubles et que l'on place au-dessous des malades, de façon à pouvoir changer de temps en temps les surfaces qui touchent la peau, prévenir ainsi les écorchures, et pomper l'humidité qui est toujours délétère.

(Voir *Cours d'Hygiène populaire*, t. I, p. 224.)

ALKEKENGE. On a beaucoup vanté la poudre obtenue

par les baies et feuilles de cette plante, employée comme succédané du quinquina. Cette poudre est d'une amertume franche et persistante ; elle a pu réussir dans certaines fièvres intermittentes, mais il faut la donner à si forte dose qu'elle ne remplacera jamais le sulfate de quinine.

(Voir *Botanique médicale,* p. 198.)

ALIMENTATION. D'une bonne alimentation résulte une bonne réparation. L'alimentation doit varier suivant les âges ; lactée pour l'enfant au berceau ; substantielle déjà pour l'enfance, elle doit être la plus réparatrice possible pour la jeunesse, qui est l'âge de la croissance et de la puberté.

L'alimentation des malades réclame des soins tout spéciaux. Nous dirons au mot *diète* que la privation de nourriture n'est point nécessaire dans toutes les maladies, mais elle a sauvé plus d'un malade. S'il y a nécessité d'alimentation, elle doit être très-douce.

Chez les convalescents, l'alimentation doit être progressive.

(Voir *Cours d'Hygiène populaire,* t. II, p. 75 et suiv.)

ALIMENTS. On distingue les aliments liquides et les aliments solides. Parmi les aliments solides sont les aliments animaux et les aliments végétaux. — On ferait un dictionnaire tout entier sur les aliments seuls. Nous nous contenterons d'examiner les plus communément employés.

(Voir *Cours d'Hygiène populaire,* t. II, p. 82.)

ALLACTATION. Il faut un intervalle entre chaque petit repas de l'enfant qui tète encore. Une certaine régularité est même nécessaire, aussi bien pour l'enfant que pour sa nourrice qui, donnant trop à téter, pourrait arriver à la défaillance générale et à la défaillance locale, c'est-à-dire que son lait deviendrait trop pauvre.

(Voir *Santé des Mères et des Enfants*, p. 40 à 44.)

ALLAITEMENT. L'allaitement maternel n'est pas toujours possible. Pour nourrir, il faut des conditions de santé, une tranquillité intellectuelle, qui n'existe pas toujours chez les femmes habitant les grandes villes et contraintes de subir toutes les obligations d'un entourage fatigant.

Il va sans dire que, s'il y a maladie générale, dartres, scrofules, etc., l'allaitement maternel ne devient point seulement une imprudence pour la mère, mais une faute qui peut avoir les plus graves conséquences pour l'enfant.

(Voir *Santé des Mères et des Enfants*, p. 36.)

ALLAITEMENT (précautions nécessaires dans les premiers jours de l'). Les jeunes mères ignorent souvent la manière de faire téter leur intéressant nourrisson. Il faut bien qu'elles se persuadent, que si l'enfant tète par la bouche, il doit respirer par le nez.

La section du filet, si vantée par certaines doctoresses, est presque toujours une opération inutile. Patience et patience ! Si l'enfant ne tète pas pendant les premiers jours, il finira par se décider. Il existe souvent des retards forcés qui ne doivent inquiéter personne, et auxquels il faut savoir se soumettre.

(Voir *Santé des Mères et des Enfants*, p. 38 et suiv.)

ALLAITEMENT (préparatif à). Ce n'est point au premier jour que l'enfant peut prendre le sein. On se contente, pendant trente-six à quarante-huit heures, de lui donner un peu d'eau sucrée.

Ne croyez pas, quand il tétera, qu'il recueillera du lait bien crêmé, bien nourrissant; il n'avalera qu'un liquide, qui devient purgatif et que l'on appelle *colostrum*.

(Voir *Santé des Mères et des Enfants*, p. 38.)

ALLAITEMENT ARTIFICIEL. Téméraire, quand il n'est point indispensable, — l'allaitement artificiel est ce qu'on appelle vulgairement la *nourriture au petit pot*.— Un enfant de sept à huit mois peut supporter cette nourriture, s'il prend le biberon avec assez de courage, car les potages, les œufs à la coque, ou autres substances alimentaires, seront refusés par l'enfant au moment de sa dentition. Je dois dire, cependant, que j'ai vu des enfants nourris par l'allaitement artificiel, rester dans un état de santé parfaite.

(Voir *Santé des Mères et des Enfants*, p. 107.)

ALLELUIA (synonyme : *surelle, oxalide, pain de coucou*). Plante rafraîchissante, dépurative, qui s'emploie en tisane à la dose d'une poignée par litre d'eau, ou en cataplasmes, en en faisant cuire les feuilles de façon à les réduire en bouillie.

(Voir *Botanique médicale*, p. 38.)

ALLIAIRE. D'une odeur alliacée très-prononcée, cette plante s'emploie dans quelques localités comme aliment. Les graines, écrasées, peuvent servir à préparer des sinapismes.

(Voir *Botanique médicale*, p. 62.)

ANÉMONE. Les feuilles d'anémone, broyées et appliquées sur la peau, y produisent un effet vésicant, efficace dans certaines maladies. A l'intérieur, l'anémone est un poison.

(Voir *Botanique médicale*, p. 231.)

ANGÉLIQUE. Plante tonique, très-bonne. On l'emploie contre les affections muqueuses ou catarrhales, en infusion ou en conserve. La conserve est un bonbon fort agréable, excellent pour les tempéraments lymphatiques.

(Voir *Botanique médicale*, p. 64.)

ANIS. L'anis, en infusion, est une tisane très-efficace employée contre les maladies venteuses.

(Voir *Botanique médicale*, p. 292.)

ANSERINE BOTRYS. Plante vermifuge ; mais le plus souvent elle a été employée dans la médication stimulante ; on la sèche au four ; on la pile et on l'administre par pincées, trois ou quatre fois par jour.

(Voir *Botanique médicale*, p. 213.)

ANSERINE VERMIFUGE. Un des meilleurs médicaments que l'on puisse employer contre les affections vermineuses. On cueille la plante fraîche, on la pile et l'on en extrait le suc que l'on donne par cuillerée.

(Voir *Botanique médicale*, p. 214.)

APOPLEXIE (remèdes contre l'). Les fleurs aromatiques, les écorces d'orange, la cannelle, les clous de girofle, etc., mis à macérer dans du vin blanc, font une excellente liqueur, qui rend un grand service dans certains maux de tête, et peut prévenir jusqu'à l'apoplexie.

(Voir *Formules et Recettes*, p. 5.)

APOPLEXIE (Soins à donner en cas d'). La présence du médecin est indispensable dans une aussi grave bataille. En l'attendant, il faut placer le malade sur un lit, en lui tenant la tête et les épaules élevées ; de plus, lui frictionner les jambes et les bras, et promener sur toute la région des membres inférieurs (mollets, plantes des pieds) des sinapismes faits à froid. Un lavement avec une bonne poignée de sel et de l'eau tiède est souvent un dérivatif puissant.

(Voir *Médecine des Accidents*, p. 243.)

ARAIGNÉES (piqûres d'). Les piqûres d'araignées, dans nos climats, n'ont absolument rien de dangereux. On les fait promptement disparaître par l'application d'un peu d'huile, dans laquelle on a mis quelques gouttes d'alcali.

(Voir *Médecine des Accidents*, p. 227.)

ARDEURS D'ENTRAILLES ET DE VESSIE (remèdes contre les). Bouillon de grenouilles ; — bouillon où dominent la racine de guimauve, la bourrache, la carotte et le navet.

(Voir *Formules et Recettes*, p. 6.)

ARÊTES OU PETITS OS DANS LE GOSIER. Il faut d'abord s'assurer si l'objet arrêté au gosier est visible ; puis le faire retirer par quelqu'un, dût-on provoquer des nausées. Si l'on ne peut réussir, il faut manger avidement de la bouillie épaisse, ou de la mie de pain tendre. Enfin, on peut passer dans le gosier, soit un poireau, soit un petit bâton de baleine, au bout duquel on attache un morceau d'éponge.

(Voir *Médecine des Accidents*, p. 302.)

ARISTOLOCHE. On n'emploie de cette plante que la racine, que l'on soumet à une décoction, et qu'on dit être douée de qualités fébrifuges. La poudre, administrée dans du vin, réussit contre l'asthme et les bouffissures.

(Voir *Botanique médicale*, p. 202.)

ARMOISE. Très-utile contre les accidents hystériques. L'armoise est employée en tisane, en bain, en fumigations.

(Voir *Botanique médicale*, p. 281.)

ARNICA. Une pincée de fleurs d'arnica, infusée dans une tasse d'eau bouillante et prise en boisson, est très-bonne contre les vertiges et contre les contusions.

(Voir *Botanique médicale*, p. 271.)

ARON ou **GOUET.** Bien qu'en aient dit des savants modernes, l'aron est une plante difficile à utiliser; entre les mains des gens du monde, elle sera toujours un poison dangereux. Les feuilles, pilées et cuites avec de l'oseille, produisent pour l'extérieur un excellent maturatif.

(Voir *Botanique médicale*, p. 232.)

ARRÊTE-BOEUF ou **BUGRANE.** La décoction de racine d'arrête-bœuf active le travail des reins, et par conséquent la sécrétion des urines. C'est un bon diurétique.

(Voir Botanique médicale, p. 146.)

ARTÈRES. L'artère pulmonaire est la première et la plus importante du système artériel ; elle mène le sang noir jusqu'aux profondeurs des poumons, mais la plus grosse, la principale, est l'artère aorte, qui, à peine sortie du cœur, se recourbe en crosse. Elle porte le sang au haut de l'édifice du corps humain, mais elle se recourbe pour envoyer du sang artériel jusqu'aux extrémités inférieures.

Les artères sont douées d'une puissance contractile, qui s'harmonise avec les contractions du cœur, et c'est cette puissance contractile qui, s'opposant à la prompte cicatrisation des plaies dans les artères, rend leurs blessures si dangereuses.

(Voir Cours d'Hygiène populaire, t. II, p. 146.)

ARTICULATIONS. Les articulations sont des charnières, mais elles doivent être maintenues et aidées dans leurs mouvements. Elles sont maintenues par des ligaments spéciaux ; elles sont aidées par une huile tout humaine que l'on appelle *synovie.*

(Voir Cours d'Hygiène populaire, t. II, p. 282.)

ASARET. Plante purgative, capable de remplacer l'ipécacuanha. On en fait sécher les feuilles et les racines ; on les pile, et trois ou quatre grosses pincées de la poudre obtenue, deviennent un médicament précieux, mais dont il ne faut pas faire abus.

(Voir Botanique médicale, p. 178.)

ASPHYXIE et **ASPHYXIÉS.** Il y a bien des genres d'asphyxie : l'asphyxie sèche et l'asphyxie humide. La noyade est dans le second cas. Pour bien comprendre l'asphyxie, il en faut connaître le mécanisme. Nous avons dit au mot *Respiration* et au mot *Circulation*, que du cœur partait un sang noir, lequel se rendait aux poumons; que, des bronches, arrivait l'air atmosphérique composé d'oxygène et d'azote; que, de la rencontre du sang noir avec l'air atmosphérique naissait une transformation mystérieuse, qui n'est autre chose que l'oxygénation du sang. Or, pour que le sang soit oxygéné, il faut que l'air ou gaz qui parvient dans les poumons contienne une quantité suffisante d'oxygène; autrement, il ne se transformerait pas. Ne se transformant pas, il stagne d'abord, puis, par son accumulation, il est poussé dans les vaisseaux artériels, où il devient un véritable poison. C'est comme cela que meurent les noyés; c'est comme cela que meurent les asphyxiés de toute nature. Donc, pour l'asphyxie sèche comme pour l'asphyxie humide, il faut employer les mêmes moyens : frictions prolongées, excitants respiratoires. Tout en stimulant les narines, il faut aussi stimuler la gorge en y versant un peu de vinaigre ou quelques gouttes d'eau-de-vie. Que l'asphyxie soit produite par le gaz acide carbonique ou par le manque d'air, c'est-à-dire par la strangulation, par la suffocation, c'est-à-dire par l'introduction d'un corps étranger dans les voies aériennes; qu'elle provienne d'un froid extrême ou d'une chaleur suffocante, les moyens sont à peu près les mêmes : frictions, aération, aspersions d'eau froide, insufflation d'air, titillation de la gorge. Puis il est deux moyens dont nous n'avons pas parlé pour les noyés, et qui souvent leur sont nécessaires; ce sont les dérivatifs intestinaux, comme les lavements d'eau salée, les stimulants extérieurs, comme les ventouses et l'électricité.

(Voir *Médecine des Accidents*, p. 80 et suiv.)

ASTHME. (Remèdes contre l'). Cigarettes avec le papier salpétré. — Cigarettes avec la belladone, le stramoine et la jusquiame : feuilles sèches, parties égales.

(Voir *Formules et Recettes*, p. 8.)

ATTAQUE DE NERFS. Ce sont les convulsions des grandes personnes. Il en est de bien des natures, depuis les convulsions hystériques jusqu'aux attaques d'épilepsie. Nous ne parlons que des attaques sans complication. Il faut les subir le plus souvent avec patience, en ayant soin de maintenir le malade et de le mettre dans une position où il ne puisse pas se blesser en se débattant. Le traitement médical consiste dans de légers antispasmodiques, tels que l'éther, la menthe ou la fleur d'oranger. En pareil cas, l'eau froide sur la tête a toujours rendu service.

(Voir *Médecine des Accidents*, p. 246.)

AVOINE (Graines d'). Les graines d'avoine, mises en décoction, servent à préparer des tisanes adoucisssantes et légèrement nutritives. Grillées dans la poêle avec du vinaigre, elles deviennent un excellent topique contre les douleurs.

(Voir *Botanique médicale*, p. 39.)

AUNÉE. C'est une des plantes les plus fortifiantes que nous ayons en France. La racine est spécialement médicamenteuse. Desséchée, on l'emploie en décoction; en poudre, pour usage extérieur; dans du vin, comme fortifiant. En mêlant la poudre avec de l'axonge, on en fait une excellente pommade.

(Voir *Botanique médicale*, p. 65.)

B

BAINS. Les *bains chauds* ne doivent point dépasser un certain degré, autrement ils deviendraient dangereux (30 à 32 degrés centig. tout au plus). Pendant toute la durée du bain, les personnes sanguines font bien de s'arroser le visage, de temps en temps, avec de l'eau moins chaude que celle du bain. Trop prolongés, les bains deviennent affaiblissants.

Les *bains froids*, pour être toniques et bienfaisants, ne doivent pas durer plus de 8 à 10 minutes, et encore faut-il avoir recours à la gymnastique de la natation.

Les *bains de mer* doivent durer moins de temps encore (4 à 5 minutes seulement). Pris en excès, ces bains peuvent déterminer de graves maladies; pris avec discernement, ils deviennent souvent très-bienfaisants par la tonicité qu'ils procurent.

(Voir *Cours d'Hygiène populaire*, t. I, p. 158 et suiv.)

Bains de vapeur. Les bains de vapeur sont employés, non-seulement comme remède, mais souvent aussi comme simple moyen hygiénique. Ils sont secs ou humides; secs, dans des étuves chauffées comme des fours de boulanger; humides par la production de vapeur humide, mais chaude. On en fait grand usage dans certains pays, en Russie, par exemple, et de là la dénomination de *bains russes*.

(Voir *Cours d'Hygiène populaire*, p. 170.)

BAINS DANS LES MALADIES. Il n'est pas toujours facile de transporter, de son lit dans une baignoire, un malade gravement atteint. Il faut être quatre personnes; l'une se charge du tronc et passe ses mains sous les aisselles; l'autre se charge des jambes et passe ses bras sous les genoux; les deux autres soulèvent le siége à l'aide d'une alèze. (Voy. ce mot.)

(Voir *Art de soigner les Malades*, p. 309.)

BAINS DE PIEDS. Un bain de pieds n'est pas un bain de jambes. Le plus souvent il ne doit pas dépasser les chevilles. Règle générale, le bain de pieds doit être aussi chaud que possible. On ne l'échauffe que peu à peu; puis, pour l'aiguiser, on l'assaisonne, soit avec de la farine de moutarde, soit avec de la cendre. La durée du bain doit être de 12 à 15 minutes. Il est bon, au sortir du bain de pieds, de se coucher quelque temps et de chercher à en prolonger les effets en enveloppant les pieds avec de la laine et en les appliquant sur une bouteille remplie d'eau chaude.

(Voir *Art de soigner les Malades*, p. 83.)

BAINS DE VAPEUR *pour les pieds.* Excellent moyen pour attendrir l'épiderme de la plante des pieds, et ramener des transpirations souvent nécessaires. Il faut un petit baquet, de l'eau bouillante, deux petites planchettes que l'on met dessus le baquet, une chaise et une couverture. On verse l'eau bouillante dans le baquet; on jette de la fleur de sureau dans l'eau bouillante. C'est alors que le malade s'asseoit, appuie ses deux pieds nus sur les planchettes posées sur le baquet; puis, chaise, pieds et baquet, on entoure le tout, avec une couverture qui traîne par terre.

(Voir *Art de soigner les Malades*, p. 95.)

BALSAMITE. Plante vermifuge et sudorifique. On emploie les sommités fleuries en infusion, et les graines macérées dans du lait servent de cataplasmes que l'on applique sur le bas-ventre.

(Voir *Botanique médicale*, p. 216.)

BANDAGES (confection des). Le bandage est une partie du pansement. Il varie suivant qu'il est appliqué sur les membres ou sur le tronc. Sur les membres, on applique le bandage roulé; sur le corps, le bandage de corps, et dans certaines plaies le bandage en T. Nous supposons le linge cératé, la charpie et les compresses appliquées : aux membres, on les y soutient par la bande plate qu'on applique en spirales. Au corps, on passe une serviette autour du corps, et pour que cette serviette ne glisse pas, on la soutient par deux petites bandes qui passent sur les épaules et qui forment bretelles. Le bandage en T représente la lettre majuscule qui lui a fait donner son nom. On l'applique pour soutenir le pansement de toutes les parties basses. La branche supérieure est passée sur les reins, ramenée et arrêtée sur l'abdomen. La branche inférieure, au contraire, partant de la partie postérieure, doit passer entre les jambes pour venir se rattacher à la ceinture par devant.

(Voir *Art de soigner les Malades*, p. 300.)

BANDES. Les bandes employées dans les pansements doivent être de trois ou quatre travers de doigts de largeur ; leur longueur est variable. Il faut, pour en faire l'application, les rouler préalablement.

(Voir *Art de soigner les Malades*, p. 297.)

BARBARÉE. Cette plante a une grande analogie avec le cresson de fontaine. Elle est fortifiante et antiscorbutique.

(Voir *Botanique médicale*, p. 67.)

BARDANE, surnommée *herbe aux teigneux*. Les feuilles de cette plante sont très-bonnes pour panser les ulcères et faire cicatriser les plaies. De plus, sa racine en décoction (8 à 10 rondelles par litre d'eau) donne une bonne tisane sudorifique.

(Voir *Botanique médicale*, p. 166.)

BECCABUNGA (*véronique*). Les tiges de cette plante, mâchonnées par les gens atteints de scorbut, raffermissent les gencives et en arrêtent les hémorragies.

(Voir *Botanique médicale*, p. 301.)

BELLADONE. Excellent antispasmodique, mais qui ne peut bien être conseillé que par des médecins. Elle a été très-vantée, donnée en poudre, contre les incontinences d'urine.

(Voir *Botanique médicale*, p. 307.)

BENOITE. La racine de cette plante, recueillie à l'automne, séchée à l'étuve, mise à la dose de 60 à 80 gr. dans un litre d'eau, donne un fébrifuge, qui souvent a rendu service.

(Voir *Botanique médicale*, p. 220.)

BÉTOINE. Plante qui fournit un bon sternutatoire, efficace surtout contre les maladies du cerveau.

(Voir *Botanique médicale*, p. 287.)

BETTERAVE. Plante adoucissante. Les feuilles sont excellentes pour les pansements des exutoires, et même pour ce que nous avons appelé *cataplasmes végétaux;* seulement, il est essentiel de les appliquer en plusieurs doubles.

(Voir *Botanique médicale*, p. 40.)

BILE (Remèdes contre les embarras de). La médecine du curé de Deuil : elle contient, avec le sulfate de soude, de la rhubarbe et des follicules de séné.

(Voir *Formules et Recettes*, p. 9.)

BISTORTE. La racine de cette plante donne un médicament précieux contre les dyssenteries et certaines plaies ou tumeurs fongueuses. On la coupe en rondelles et on la prépare par décoction.

(Voir *Botanique médicale*, p. 127.)

BLESSÉS (Secours aux). Pour secourir les blessés, il faut, non-seulement de la charité, mais aussi de l'intelligence, du sang-froid et de l'autorité. L'intelligence suppose des notions acquises, l'instruction primitive et suffisante ; le sang-froid est nécessaire pour garder toute sa présence d'esprit et bien comprendre l'importance des secours à donner ; l'autorité est indispensable pour écarter la foule des curieux, pour imposer silence aux recommandations, aux opinions des ignorants accourus au théâtre de l'accident comme à un spectacle gratis.

(Voir *Médecine des Accidents*, p. 184.)

BLESSÉS (Transport des). Il s'agit d'un transport provisoire ou d'un transport définitif ; il doit être provisoire, si le malade demeure trop loin, et qu'on ne puisse le transporter chez lui ; définitif, si l'on est assez heureux pour être à portée d'un hôpital ou du domicile du blessé. Dans le premier cas, il faut s'enquérir d'un asile, et préférer une grange, un hangar, une porte cochère, à un café, à une boutique ou à un cabaret ; pour avoir plus d'air, plus de liberté de mouvement. On doit transporter les gens blessés grièvement, en les tenant dans la position horizontale ; en les mettant assis sur une chaise, on pourrait déterminer une syncope. Dans la plupart des villes, on trouve des brancards pour transporter les blessés ; à la campagne, il faut savoir les improviser. Pour cela, on place deux tabourets à distance, on met dessus une petite échelle, sur l'échelle on étend un matelas, puis le blessé est étendu sur le matelas ; deux porteurs suffisent pour son transport.

(Voir *Médecine des Accidents*, p. de 193 à 204.)

BLESSURES (Remèdes contre les). L'onguent divin, l'onguent dit MANUS DEI, l'emplâtre de madame Bressan, le suc de morelle, etc., etc., sont tous des moyens qui facilitent beaucoup la cicatrisation des blessures.

(Voir *Formules et Recettes*, p. de 10 à 14.)

BLESSURES GRAVES. L'individu blessé gravement est pris d'une stupeur, d'un ébranlement nerveux qu'il faut combattre. Parfois, une plaie largement ouverte laisse s'extravaser une quantité considérable de sang ; il y a hémorragie. La stupeur peut être funeste par l'évanouissement qu'elle amène, la suspension vitale qu'elle peut déterminer ; donc, il faut placer le blessé dans la position horizontale, et agir comme dans un cas de syncope.

(Voir *Médecine des Accidents*, p. 188 et suiv.)

BŒUF. La viande de bœuf semble être le plus nutritif de tous les aliments. On la mange bouillie ou rôtie. Bouillie, elle produit cet aliment liquide que l'on appelle du *bouillon*, et qui est bien un des meilleurs qu'on puisse prendre. Rôtie comme celle du mouton, elle ne doit être ni par trop saignante ni par trop desséchée. Un morceau de bœuf répare plus qu'une foule de ces petits aliments épicés et malsains trop souvent employés dans la classe ouvrière. Notons qu'il ne coûte guère davantage.

(Voir *Cours d'Hygiène populaire*, p. 105.)

BOISSONS ALCOOLIQUES. On nomme boissons alcooliques toutes celles qui renferment de l'esprit-de-vin, toutes celles qui ont été fermentées. Prises modérément, elles fortifient, elles stimulent ; en excès, elles sont pernicieuses. (Voy. *Ivrognerie.*) Les boissons alcooliques ne conviennent pas à tous les tempéraments, et prises hors des repas, elles peuvent avoir de graves inconvénients.

(Voir *Cours d'Hygiène populaire*, t. II, p. 130 et 131.)

BON HENRI. On a beaucoup vanté les feuilles de cette plante appliquées en cataplasme comme remède contre la goutte.

(Voir *Botanique médicale*, p. 141.)

BOSSES A LA TÊTE. Lorsqu'un enfant ou une grande

personne, à la suite d'un choc à la tête, éprouve un gonflement ou bosse, il faut y appliquer des compresses d'eau froide, ou mieux encore des compresses imbibées *d'eau blanche* (Voy. ce mot), et établir sur les contusions une compression modérée. Il y a loin de cette compression modérée à l'écrasement vulgairement employé avec une pièce de monnaie, écrasement qui dépasse toujours le but.

(Voir *Médecine des Accidents,* p. 256.)

BOUCHE (Soins qu'elle réclame dans les maladies). La langue devient jaunâtre, pâteuse, bourbeuse. La muqueuse buccale se boursouffle dans les maladies graves, les gencives saignent et se couvrent de fuliginosités. Il faut nettoyer, laver tout cela. Des boissons sont nécessaires en cas de sécheresse ; des gargarismes adoucissants et même astringents sont indispensables en cas de surabondance salivaire.

(Voir *Cours d'Hygiène populaire,* t. I, p. 298.)

BOUCHE (Soins de la). L'intérieur de la bouche réclame des soins de propreté, par conséquent des lavages quotidiens ; sans ces lavages, le reste des aliments séjourne entre les dents, derrière les gencives, et donne une respiration ou haleine fade et nauséeuse qu'il est très-facile d'éviter. De plus, le tartre envahit les dents, et nous en avons dit tous les ravages. (Voy. *Dents.*)

(Voir *Cours d'Hygiène populaire,* t. I, p. 282.)

BOUILLON. On a fait bouillir dans l'eau, de la viande de bœuf avec accompagnement de légumes : carottes, navets, poireaux. Il en résulte, au bout de quelques heures d'ébullition, un aliment liquide que l'on nomme bouillon, et qui contient en dissolution les principaux éléments de la viande de bœuf. On fait du bouillon avec des viandes blanches, du poulet ou du veau. Ce bouillon est moins nourrissant et légèrement purgatif. Pour les gens nerveux, le bouillon froid est bien préférable au bouillon chaud.

(Voir *Cours d'Hygiène populaire*, t. II, p. 104.)

BOUILLON BLANC. L'infusion de cette plante donne d'excellente tisane. C'est un topique efficace et bienfaisant contre les ulcères légers de la peau.

(Voir *Botanique médicale*, p. 42.)

BOURRACHE. Plante excellente en infusion, pour faire des tisanes qui rendent grand service dans les maladies inflammatoires.

(Voir *Botanique médicale*, p. 43.)

BOURSE A PASTEUR. Le suc de cette plante est anti-hémorragique. On l'emploie non-seulement en suc, mais en décoction pour tisanes et lavements contre les dyssenteries.

(Voir *Botanique médicale*, p. 279.)

BOUTONS (Remèdes contre les). Bouillon aux herbes, — eau de persil, — onguent de la Mère, — bouillon avec veau, pimprenelle, fumeterre, bourrache, cerfeuil, laitue ; — cresson de fontaine et racines de fraisiers.

(Voir *Formules et Recettes*, p. 22.)

BRAISE. Tout le monde sait que la combustion du charbon est capable de produire l'asphyxie ; mais bien des gens ignorent que, sans être aussi promptement délétère, la braise est aussi dangereuse. Que de personnes ont perdu la vie pour avoir employé des chaufferettes allumées dans des chambres hermétiquement fermées !

(Voir *Cours d'Hygiène populaire*, t. I, p. 251.)

BRULURES (Remèdes contre les). Huile d'amandes douces et eau de chaux, — eau d'alun, — eau de suie, — huile de sureau, — huile de plantain, — huile de coquelicot, — onguent populéum, — bouillie d'amidon, — vinaigre, — fleurs de millepertuis avec huile d'olive et eau-de-vie, — fiente de poule et saindoux ou beurre frais, — coton cardé.

(Voir *Formules et Recettes*, p. 24.)

BRULURES. (causées par l'incendie des jupes, des blouses et des bonnets). N'ouvrez ni portes ni fenêtres. Pour éteindre le feu, il faut l'étouffer : prenez alors une couverture, un drap, un grand rideau, ce que vous aurez sous la main ; enveloppez toute entière la personne en péril, et forcément l'incendie s'arrêtera.

(Voir *Médecine des Accidents*, p. 238.)

BRULURES. Il faut plonger la partie brûlée dans l'eau froide, et l'y laisser longtemps, puis l'entourer de compresses imbibées d'eau blanche. Si la brûlure vient à suppuration, il faut la panser comme un *vésicatoire* (Voy. ce mot); si elle est considérable et a été jusqu'à la désorganisation de la peau, il faut recouvrir toutes les régions brûlées d'une couche épaisse de coton cardé.

(Voir *Médecine des Accidents*, p. 241.)

BRYONE. On a voulu utiliser la racine de cette plante comme purgatif, mais ses propriétés sont tellement énergiques, qu'elles sont vraiment à craindre.

(Voir *Botanique médicale*, p. 235.)

BUGLE. Les sommités fleuries de cette plante, desséchées, puis bouillies, forment un gargarisme efficace contre les maux de gorge.

(Voir *Botanique médicale*, p. 297.)

BUGLOSSE. Plante très-adoucissante. On en pile les feuilles; on en tord le jus. Ce médicament s'emploie à la dose de quatre à cinq cuillerées tous les matins.

(Voir *Botanique médicale*, p. 44.)

BULBES. Maladie dartreuse produisant de petites tumeurs pleines de liquide, et rappelant ainsi les vésicules ou sacs produits par l'application d'un vésicatoire.

(Voir *Trois Maladies réputées incurables*, p. 139.)

BUSSEROLE OU ARBOUSIER. Un des meilleurs diurétiques que nous connaissions. Ce sont les feuilles qui, mises en infusion, donnent cette fameuse tisane d'*uva ursi* (30 gr. par litre d'eau), dont nos pères faisaient grand usage.

(Voir *Botanique médicale*, p. 149.)

C

CAFÉ. Les graines du caféier nous viennent de l'île Bourbon, de la Martinique, etc. Torréfiées, puis broyées, ces graines sont mises sur un filtre, et c'est à travers la poudre qui est résultée du broyage que l'on fait passer l'eau chaude; celle-ci en sort imprégnée d'un arôme, d'une amertume et d'une vertu particulière. Par son arôme et amertume, le café est essentiellement tonique. La vertu particulière du café est d'être digestive. Le café au lait pris le matin, sans être essentiellement réparateur, n'est cependant pas une mauvaise nourriture.

(Voir *Cours d'Hygiène populaire*, t. II, p. 87.)

CAILLELAIT. Plante ayant par ses propriétés beaucoup d'analogie avec le tilleul. On l'emploie en infusion contre les affections convulsives et les sueurs rentrées.

(Voir *Botanique médicale*, p. 99.)

CAMOMILLE. Plante excellente pour combattre les faiblesses d'estomac et les météorismes du ventre. Elle se prépare de deux façons : ou en infusion à froid, et alors on en met 15 à 20 capitules par carafe, ou en infusion à chaud, comme le thé ; il suffit alors de 8 à 10 capitules par carafe.

(Voir *Botanique médicale,* p. 69.)

CAMOMILLE CAMPHRÉE. On peut se servir de cette plante soit en tisane, préparée par infusion ; mais surtout on utilise son suc, c'est-à-dire son huile essentielle. Cette huile essentielle ne peut être employée qu'en fomentations, onctions, frictions extérieures.

(Voir *Botanique médicale,* p. 101.)

CANCER (remèdes contre le). Graisse fournie par la décoction d'une tête de mouton ; — farine de seigle ; — racine de gentiane pulvérisée et goudron ; — râpures de carotte rouge.

(Voir *Formules et Recettes,* p. 28 et 29.)

CANCER DU SEIN. Récamier n'a doté la science que de deux volumes ; ils sont intitulés : *Recherches sur le Cancer.* On trouve dans cette œuvre un spécimen des travaux de ce praticien infatigable, qui cherchait toujours à agrandir les limites de la thérapeutique. Récamier a tout employé contre le cancer : ciguë, cautérisation, brûlure électrique, etc. Eh bien, de tous ces travaux, après bien des désespérances, il est arrivé à un moyen contre les tumeurs de sein, peu connu des médecins, et qui cependant fait merveille, c'est la compression douce et égale. (Voy. *Compression.*)

(Voir *Santé des Femmes,* p. 247.)

CANNE DE PROVENCE ou *Roseau à quenouille.* On a beaucoup vanté cette plante comme sudorifique, mais ses vertus sont fort contestables.

(Voir *Botanique médicale,* p. 168.)

CAPILLAIRE. Plante très-adoucissante. C'est une fougère, on n'en peut tirer les sucs que par l'ébullition; l'ébullition doit durer quatre à cinq minutes, puis on décante et l'on sucre. Préparée de cette façon, la tisane obtenue est excellente.

(Voir *Botanique médicale,* p. 45.)

CARDAMINE. La cardamine peut se manger en salade. C'est une plante dépurative qui n'est point fort agréable au goût et dont ordinairement on exprime le suc.

(Voir *Botanique médicale,* p. 68.)

CARDIA. On donne ce nom à la porte supérieure de l'estomac. C'est un anneau assez flasque et extensible, mais contractile. Il est nécessaire que le cardia s'ouvre pour recevoir les aliments, et chacun sait combien il a de mal à s'ouvrir pour les laisser ressortir.

(Voir *Cours d'Hygiène populaire,* t. II, p. 61.)

CARLINE. Cette plante est réputée contre les maladies pestilentielles. On l'emploie en décoction, c'est-à-dire en tisane. Les jeunes pousses florales sont quelquefois mangées comme nous mangeons les artichauts.

(Voir *Botanique médicale,* p. 169.)

CASSIS. Les feuilles de cassis guérissent les coupures. Leur infusion est excellente et très-efficace dans certaines gastralgies. On fait du vin de cassis en mettant infuser les feuilles de cet arbrisseau dans un liquide alcoolique. L'eau de cassis n'est qu'une simple infusion. Le sirop est un cordial fort estimé dans certaines familles.Quant aux conserves, elles sont fort peu employées, quoique vantées à outrance.

(Voir *Botanique médicale*, p. 71.)

CATAPLASMES. Les cataplasmes agissent par leur humidité, par leur chaleur. Du feu, de l'eau, de la farine de graine de lin, une toile fine, un vase de terre ou une casserole sont les objets nécessaires pour confectionner les cataplasmes les plus habituellement employés. On projette la farine dans le vase ; on y verse de l'eau chaude, en ayant soin de tourner au fur et à mesure avec une cuiller de fer ou de bois. On arrive ainsi à confectionner une pâte molle, onctueuse, qu'on enferme dans la toile, ou mieux encore dans de la mousseline ou de la gaze à rideaux. On prépare encore les cataplasmes avec des fécules, de la mie de pain, etc. Il faut pour ces derniers un certain temps de décoction. Trop mous, les cataplasmes coulent et fusent ; trop durs, ils sont moins adoucissants et peuvent même devenir irritants.

(Voir *Art de soigner les Malades*, p. de 47 à 66.)

CATARRHES (remède contre les). Que de sirops employés contre les catarrhes ! Les dattes, le jujube, les fleurs de nénuphar et les semences de pavot, donnent le fameux sirop des dames religieuses de Rennes. L'iris, la pivoine, la serpentaire de Virginie et le safran, donnent avec du sucre une excellente poudre anti-catarrhale. Avec du veau, des navets coupés et de l'hysope, on fait un bouillon pectoral excellent. Le bouillon de mou de veau, sucré avec du sucre candi et dans lequel on met nacérer des raisins secs, est encore très-pectoral. Les semences de phellandrium, macérées dans l'alcool, donnent une teinture qui, prise par cuillerée à bouche, rend de grands services.

(Voir *Formules et Recettes*, p. 32.)

CATARRHE VÉSICAL. La vessie est à l'intérieur tapissée par une muqueuse qui est très-susceptible d'inflammation. La raison en est bien simple : constamment en contact avec un liquide qui n'est point toujours dans les conditions normales, la vessie s'irrite, puis s'enflamme, et de cette inflammation naît le catarrhe aigu, comme de l'inflammation de la gorge et des bronches naissent le rhume et la bronchite. Contre les maladies aiguës les remèdes ordinaires : adoucissants, émission sanguine s'il en est besoin, dérivatifs qui ne font jamais de mal, et puis : patience ! patience ! toute maladie inflammatoire qui n'est point compliquée, naît, se développe, reste stationnaire, puis diminue et disparaît, c'est la nature qui la guérit toute seule ; mais il en est autrement des maladies chroniques : celles-là sont tenaces, entêtées, toujours plus ou moins compliquées de névralgies ou entretenues par des vices généraux ; c'est ce qui arrive dans le catarrhe chronique de la vessie. Cette maladie ne peut être bien traitée que par un médecin.

(Voir *Maladies viriles*, de 151 à 156.)

CATARRHE UTÉRIN. Nous rappelons que nous avons promis de rester dans de sages limites à propos des volumes confidentiels. Dans le volume de la *Santé des femmes*, nous traitons du catarrhe spécial, catarrhe qui est souvent le résultat d'une maladie générale. Ce qu'il importe de constater, c'est qu'il est deux sortes de catarrhes : catarrhe normal et simple, catarrhe compliqué. De ces deux maladies résultent des dépenses débilitantes et des perversions qu'il s'agit d'arrêter.

(Voir Santé des Femmes, p. 99.)

CATARRHE UTÉRIN (traitement du). Diète et repos, séjour au lit, boissons délayantes, bains prolongés et cataplasmes adoucissants.

(Voir Santé des Femmes, p. 111.)

CATARRHE UTÉRIN CHRONIQUE. D'aigu qu'il était, le catarrhe peut devenir chronique. Il tient alors à un vice constitutionnel, vice goutteux, scrofuleux, dartreux ou spécifique. Le traitement en doit varier suivant la cause.

(Voir Santé des Femmes, p. 112.)

CATARRHE UTÉRIN (Mécanisme du). Le catarrhe de la bouche détermine un boursoufflement, non-seulement du gosier, mais des gencives. De ce boursoufflement résulte une plus grande quantité de mucosités. Que faire pour les empêcher? Des gargarismes, des lotions adoucissantes ou astringentes. Il en est de même du catarrhe dont nous parlons. Toutefois ces lotions ne doivent pas être exagérées.

(Voir Santé des Femmes, p. 118.)

CATARRHE UTÉRIN CHRONIQUE (Traitement du). Si le catarrhe est goutteux, il n'y a à lui opposer que des modificateurs, c'est-à-dire des adoucissants; en le supprimant, on amènerait des maladies plus graves. Si le catarrhe est scrofuleux, il faut employer les moyens ordinairement conseillés pour cette maladie : de l'iode, mais aussi du grand air. Si le catarrhe est dartreux, faut lui opposer les remèdes que nous avons indiqués contre les dartres ; s'il est scorbutique, le jus d'oseille et de cresson, la râpure de pommes de terre mangée crue avec du sucre, rendent de véritables services. Quant au catarrhe spécifique, je ne veux point en parler.

(Voir *Santé des Femmes*, p. 105.)

CAUTÈRES. Les cautères sont des dérivatifs souvent indispensables à certaines organisations. Ce sont des exutoires comme les vésicatoires, mais qui n'agissent plus seulement à la surface. Ils entrent dans les chairs, donnent une suppuration plus abondante et souvent mieux supportée que celle du vésicatoire. Il est bon que les gens du monde sachent établir un cautère. Ils n'auraient jamais le courage de donner un coup de lancette ou de bistouri ; mais il existe un caustique puissant, la potasse, que l'on a même appelée *pierre à cautère*. On prend un morceau de diachylum, on le perce d'un trou et on l'applique sur la région où l'on veut établir l'exutoire. Dans le trou laissé par le diachylum, on place un petit morceau de potasse et par dessus un nouveau morceau de diachylum, mais alors non percé ; on serre avec des compresses et des bandes, et la brûlure ou escarre a lieu du jour au lendemain. Les médecins emploient avec plus de succès la pâte de Vienne et le caustique Filhos ; mais je ne saurais donner aux gens du monde le conseil de s'en servir. L'escarre étant formée, la nature se met en travail ; il y a inflammation ; les parties brûlées se détachent ; finalement, il y a plaie, et c'est dans ces plaies que, plaçant des pois, c'est-à-dire un obstacle à la cicatrisation, on obtient une suppuration quotidienne.

(Voir *Art de soigner les Malades*, p. 253 et suiv.)

CAUTÈRES (Pansement des). Pour panser un cautère, il faut des pois, et tous les pois sont d'une efficacité analogue. Les pois naturels peuvent servir. Après avoir lavé le cautère en suppuration (il ne faut ni laver, ni essuyer profondément), on introduit le pois ; par-dessus, on met une feuille de lierre, puis une compresse, et l'on soutient le tout avec un bandage roulé. Quand le cautère est trop douloureux, on en apaise l'inflammation par l'application d'un cataplasme. On peut même supprimer pendant un jour ou deux l'introduction des pois. Il se forme bien souvent autour de la plaie artificielle des fongosités qu'il est nécessaire de modifier en passant dessus un crayon de nitrate d'argent.

(Voir Art de soigner les Malades, p. 274.)

CAUTÈRES (Suppression des). La suppression des cautères est possible chez les jeunes sujets ; elle est difficile chez les gens déjà vieux. Toutes les fois qu'on supprime un cautère, il est nécessaire, de prendre des purgatifs.

(Voir Art de soigner les Malades, p. 279.)

CEINTURES. Les ceintures abdominales , c'est-à-dire celles qui sont destinées à soutenir la paroi du ventre, sont fort utiles aux personnes pouvues de trop d'embonpoint, indispensables souvent aux dames enceintes.

(Voir Cours d'Hygiène populaire, t. I, p. 198.)

CEINTURE HYPOGASTRIQUE. Le moyen le plus hygiénique et le meilleur, sous tous les rapports, pour obvier aux inconvénients des déplacements utérins, est la ceinture hypogastrique, qui vient en aide aux parois abdominales. Le corset, par sa structure, presse de haut en bas. La ceinture hypogastrique, non-seulement soutient, mais presse de bas en haut.

(Voir *Santé des Femmes*, p. 154.)

CENTAURÉE (GRANDE), plante qui est un fort bon tonique. Sa racine surtout contient des qualités médicamenteuses et fortifiantes.

(Voir *Botanique médicale*, p. 73.)

CENTAURÉE (PETITE), plante amère, tonique et fébrifuge. Son infusion donne une tisane précieuse dans les convalescences trop prolongées.

(Voir *Botanique médicale*, p. 200.)

CERCEAUX DE LIT. Il est des cas où le seul poids des couvertures serait une cause de souffrance. Il faut les supporter par des cerceaux de lit qu'on peut préparer, à la campagne, avec des cercles de barrique.

(Voir *Art de soigner les Malades*, p. 312.)

CÉRUMEN, sécrétion particulière de l'oreille, qui souvent se durcit et produit de la sorte un peu de surdité.

(Voir *Cours d'Hygiène populaire*, t. I, p. 96.)

CERVEAU ou CENTRE NERVEUX. Le cerveau, ce que les gens du monde appellent la cervelle, est le grand centre de tout le système nerveux. Il est situé dans le crâne, c'est-à-dire renfermé dans une boîte compacte, osseuse, et résistante, qui le met à l'abri des chocs extérieurs. Remarquable par sa structure et par sa configuration, le cerveau est composé de deux substances, l'une extérieure, que l'on nomme *substance corticale, substance* *grise;* l'autre, intérieure, nommée *substance blanche,* un peu jaunâtre, tranchant toujours sur la couleur de la substance voisine. Les deux substances, juxta-posées l'une sur l'autre, présentent des sillons, des rainures, puis des vides ou interstices, que l'on appelle alors *ventricules.*

Dans ces rainures, et surtout dans les ventricules, se trouve une membrane séreuse, particulière, l'*arach-noïde.* C'est de la base du cerveau que partent les nerfs chargés des fonctions, que l'on a nommées les cinq sens. Le cerveau, lui-même, se divise en cervelet ou petit cerveau et moelle allongée, prolongement du cerveau, qui le réunit à la moelle épinière. Le cervelet, situé à la base et à la partie postérieure du cerveau, n'en présente plus les bizarres sinuosités; les siennes, sont concentriques, puis se bifurquent et s'harmonisent à l'intérieur, de telle sorte qu'en coupant horizontalement un cervelet, on y aperçoit des embranchements qui ont été appelés *arbres de vie.*

(Voir Cours d'Hygiène populaire, t. II, p. 231.)

CHALEURS D'ÉTÉ(Moyen de remédier aux inconvénients des). Nous indiquons, dans l'*Encyclopédie,* contre les chaleurs de l'été et leurs inconvénients, une boisson rafraîchissante, dans laquelle entre du houblon, des fleurs de sureau, de la mélasse surtout, puis un peu de racine de gentiane, du caramel et de bon vinaigre. — Une autre, moins compliquée, avec du sucre, du houblon, des feuilles d'oranger, un peu de vinaigre ; —puis, la tisane acidulée de Tissot, — et, enfin, une tisane fort agréable, faite avec du jus de cerise, de groseille, de framboise et du sucre.

(Voir Formules et Recettes, p. 93.)

CHARBON. (Voir *Pustule maligne*).

CHARDON BÉNIT. Le suc exprimé de cette plante fraîche, pilée, broyée, amène d'excellents résultats dans les affections catarrhales.

(Voir *Botanique médicale*, p. 76.)

CHARPIE. — La meilleure charpie est celle que l'on obtient par la séparation fil par fil d'une toile un peu usée. On en forme des gâteaux bien tomenteux, bien légers, d'une certaine épaisseur; car la charpie est destinée non-seulement à protéger les plaies, mais à absorber les liquides qui s'en écoulent. — Pour prévenir l'accolement de la charpie sur la plaie, on la graisse habituellement avec du cérat. — On fait encore, avec de la charpie, des boulettes, qu'on introduit dans l'intérieur des plaies, des mèches qu'on introduit dans les trajets fistuleux; enfin, on en fait des tampons pour comprimer et arrêter certaines hémorragies.

(Voir *Art de soigner les Malades*, p. 288.)

CHAUFFAGE. Les habitations ont besoin d'être chauffées; non-seulement pour obvier aux frimas de l'hiver, mais pour préparer les aliments, il faut du feu, des cheminées. Il est nécessaire que ces cheminées soient confectionnées d'une certaine façon; trop petites, elles fument et renvoient dans les appartements toutes les mauvaises odeurs; trop larges, elles n'offrent presque point de tirage.

(Voir *Cours d'Hygiène populaire*, t. I, p. 247.)

CHAUSSE-TRAPE. Les feuilles et les fleurs de la chausse-trape, douées d'une amertume notable, donnent un jus

qui possède des qualités longtemps prétendues vermifuges, mais qui ne sont que fortifiantes.

(Voir *Botanique médicale*, p. 77.)

CHAUVE. On est chauve par deux raisons, ou parce
que la peau qui donne naissance à la chevelure est trop
sèche, ou parce qu'elle est trop grasse. — Il est donc
important de se défier des remèdes vantés contre la chute
des cheveux. — Ajoutons qu'un vice général peut réagir
vers la tête, et déterminer la chute du petit organe dont
nous nous occupons. Que de gens devenus chauves par
des fièvres aiguës ou chroniques, ou par des vices héréditaires dont ils ne sont point coupables !

(Voir *Cours d'Hygiène populaire*, t. I, p. 39.)

CHÉLIDOINE. Il faut choisir de cette plante les pousses
qui ne sont ni trop grandes, ni trop jeunes. On en fait
de bonnes tisanes employées contre les hydropisies et
les engorgements du foie.

(Voir *Botanique médicale*, p. 149.)

CHÊNE. Les feuilles de chêne servent à préparer des
gargarismes astringents, mais elles doivent être récoltées avant la floraison.

(Voir *Botanique médicale*, p. 128.)

CHEVEU. (Anatomie du). Le cheveu est une espèce de
petite plante vitale, qui a non-seulement une tige et
une racine, mais un follicule, c'est-à-dire un petit sac
qui renferme la racine, et qui est capable de la reproduire.

(Voir *Cours d'Hygiène populaire*, t. I, p. 29.)

CHEVEUX (Hygiène des). Il faut aux cheveux trois choses indispensables : de l'air, la propreté de la peau qui les entoure et les alimente, et la bonne santé générale de la personne qui les porte. — Point de tiraillements, point de chapeaux imperméables ; surtout, de l'entretien et des lavages.

On croit généralement que les lavages à l'eau fraîche nuisent au développement des cheveux : point. Et je connais plus d'un vieillard ayant l'habitude de se laver la tête, et qui n'ont point encore de cheveux blancs.

Il est nécessaire de soigner ses cheveux, non pas par coquetterie, mais tout simplement par bon sens. Les cheveux nous ont été donnés pour un motif ; ils remplissent leur emploi ; nous devons tâcher de les conserver.

(Voir *Cours d'Hygiène populaire*, t. I, p. 35.)

CHEVEUX (Coupe des). La coupe des cheveux ne peut être pratiquée indifféremment dans tous les temps ni de toutes les manières : jamais, après un copieux repas ; jamais, au milieu d'une maladie ; rarement, dans un temps humide et froid.

(Voir *Cours d'Hygiène populaire*, t. I, p. 42.)

CHEVEUX (Conditions de la santé constante des). Nous avons dit qu'il fallait aux cheveux de l'air, de la propreté, et nous avons ajouté qu'il fallait une bonne santé générale. Un homme malade perd ses cheveux.

(Voir *Cours d'Hygiène populaire*, t. I, p. 39.)

CHEVEUX. (Soins à donner pendant les maladies). C'est spécialement chez les femmes, qui ont la coutume de tenir les cheveux assez longs, qu'il est nécessaire,

pendant les maladies un peu graves, de tenir les cheveux
à l'abri de l'*emmêlage* et de ses inconvénients.—Partagez
ces cheveux en grosses mèches ; nattez-les et essuyez-les
de temps en temps.

(Voir *Cours d'Hygiène populaire*, t. I, p. 45.)

CHICORÉE SAUVAGE. En infusion, tisane très-bonne
contre les douleurs d'entrailles.

(Voir *Botanique médicale*, p. 78.)

CHIMIE VIVANTE. On a comparé la digestion à une
sorte de chimie vivante. — Il n'y a qu'une chose à ré-
pondre, c'est qu'on n'a jamais pu reproduire artificiel-
lement les phénomènes de la digestion.

(Voir *Cours d'Hygiène populaire*, t. II, p. 57.)

CHIQUE et **CHIQUAGE.** En principe, l'hygiène ne saurait admettre l'habitude du tabac à chiquer ; mais, cependant, ce tabac chique, n'agit pas seulement sur les
glandes salivaires ; il occupe, il désennuie : il réagit
jusque sur le cerveau. — Nous serions bien barbare si
nous défendions la chique aux marins, ou à certains
ouvriers qui manient des substances inflammables.

(Voir *Cours d'Hygiène populaire*, t. I, p. 294.)

CHLOROSE. Ses caractères extérieurs sont : yeux lan-
guissants, et dont la sclérotique revêt une teinte bleuâtre ;
peau si pâle qu'elle en devient souvent jaune ; faiblesse
générale, retentissant le plus souvent sur les organes
les plus importants. Ainsi, plus de bonnes digestions,
névralgies multipliées, surtout essoufflements et palpitations du cœur.

(Voir *Santé des Femmes*, p. 213.)

CHLOROSE (Causes de la). La faiblesse produite par la chlorose est bien compréhensible; le sang est insuffisant, non point qu'il ne soit d'une abondance considérable, mais parce que sa composition est incomplète. — Il entre dans le sang des globules et de l'albumine, c'est-à-dire de la sérosité; mais il y entre aussi des sels de différents genres, et spécialement des sels ferrugineux. — Dès que ces sels ferrugineux sont en trop petite quantité, soudain survient du désordre; si les globules ne sont point assez nombreux, encore du désordre, car alors la sérosité étant trop abondante, le sang devient moins compact, moins nourricier, et de là, tous les inconvénients de la maladie dont nous nous occupons. Le cœur n'étant plus stimulé par un sang assez rutilant, éprouve une sorte de névralgie et des palpitations déplorables. — Qui donne aux chairs leur résistance, leur puissance énergique? le sang abondant, mais riche et réparateur. — *Sanguis moderator nervorum,* a dit le grand Hippocrate. — Quand il n'y a plus équilibre, il y a nécessairement une maladie. —Si le sang est trop riche, c'est la pléthore; si le sang est trop pauvre, c'est la chlorose et tous ses inconvénients.

(Voir Santé des Femmes, p. 213.)

CHLOROSE (Nécessité de soigner cette maladie). On plaisante sur cette affection; on en parle comme jadis on parlait des vapeurs; on prétend souvent la guérir en ne s'en occupant pas. C'est une maladie, une maladie réelle. Plus on la néglige, plus elle grandit, plus elle devient difficile à combattre, et j'ai vu bien des chlorotiques mourir d'accidents au cœur ou succomber dans une syncope.

(Voir Santé des Femmes, p. 232.)

CHLOROSE (Traitement de la). Le traitement de la chlorose est le plus souvent pratiqué, par la plupart des médecins, avec les préparations ferrugineuses. Sans doute le fer est excellent, ce médicament est nécessaire, mais il est un traitement hygiénique qui est plus important encore : l'aération, l'influence des rayons solaires, les bienfaits de la gymnastique, le pouvoir des distractions intellectuelles. Compte-t-on tout cela pour rien?... Et l'alimentation? Une alimentation animalisée surtout; des viandes rôties ou bouillies, du bon pain rassis et plutôt de l'eau pure que de l'eau rougie. Je sais que les personnes chlorotiques se trouvent dans un cercle vicieux. Elles mangent et digèrent mal, parce que l'estomac est aussi paresseux que tous les autres organes; digérant mal, elles ne réparent point, et ne réparant pas, elles n'en deviennent que plus malades. Il faut se forcer. Si le tube digestif refuse des aliments solides, il ne refusera jamais un liquide alimentaire comme le bouillon froid, et puis en lui faisant violence, en mangeant sans appétit, même après avoir été obligé de cracher le premier morceau, on arrive à des résultats incroyables. J'en ai donné un exemple, page 224, dans la *Santé des Femmes*. Le traitement pharmaceutique doit être double. Il faut non-seulement des ferrugineux, mais des toniques. Les préparations ferrugineuses doivent être variées de temps en temps, sans quoi l'estomac arriverait bien vite à la satiété.

Les toniques préférables sont les poudres de calamus et de quinquina. Enfin, j'ai recommandé un peu de distraction intellectuelle, car la mélancolie, le découragement, sont souvent causés par la chlorose; or, la mélancolie et la tristesse sont la cause d'une foule de maladies.

(Voir *Santé des Femmes*, p. 219.)

CHOLÉRA (Causes du). Nous posons en fait que la peur du choléra est la principale cause de cette maladie. (*Petites et grandes Misères,* p. 74.) Du reste, le choléra n'est plus aussi à craindre qu'il l'était autrefois. Il va s'usant comme tous les fléaux, comme la lèpre, qui n'existe plus, comme la peste, qui ne revient que dans les pays chauds. Le choléra n'est point, à proprement parler, contagieux, c'est-à-dire que l'attouchement des gens attaqués du choléra n'est point capable de donner cette maladie ; mais il est des prédispositions que j'ai appelées susceptibilités cholériques, des précautions à prendre.

(Voir *Petites et grandes Misères,* p. 75 à 84.)

CHOLÉRA (Hygiène en temps de). Toutes les fois qu'une épidémie sévit sur une population, les règles de l'hygiène doivent être scrupuleusement observées : sagesse dans l'alimentation, sagesse dans les vêtements, soins spéciaux des habitations. De plus, on doit éviter toute fatigue, non-seulement intellectuelle, mais physique, et quand survient la moindre indisposition, de l'inappétence, un peu de diarrhée, il faut soigner ces indispositions comme on soignerait des maladies graves.

(Voir *Petites et grandes Misères,* p. 86 à 94.)

CHOLÉRA (Moyen d'arrêter les crampes en cas de). Les crampes sont toutes mécaniques ; elles dépendent d'une paresse de circulation veineuse. On les combat par des frictions, par des extensions forcées, et, chose bizarre! par des ligatures ; c'est-à-dire que, pliant un mouchoir en cravate, et le serrant au-dessus du mollet, on arrête souvent les crampes instantanément.

(Voir *Petites et grandes Misères,* p. 124 et suiv.)

CHOLÉRA (Moyen d'arrêter les vomissements en cas de). Il faut faire avaler des gorgées d'eau de Seltz, des morceaux de glace pilée et une espèce de purée d'amidon qui se prépare à froid, en bouillie. C'est encore avec l'amidon qu'on modifie les évacuations. Amidon! amidon! Mais ne mettons pas sur le feu, car nous ferions de la colle. On le délaie dans l'eau froide ou l'eau tiède.

(Voir Petites et grandes Misères, p. 122 à 124.)

CHOLÉRA (Périodes du). Il existe, à mon avis, trois périodes dans le choléra : la première est l'influence cholérique, influence qui se guérit vite, et qui n'est pour ainsi dire qu'une sorte d'avertissement ; la seconde période est la cholérine : diarrhée avec faiblesse insolite, embarras du ventre et oppression de poitrine. Les antispasmodiques employés extérieurement (laudanum sur des cataplasmes) ou intérieurement (sirop de morphine ou pilules d'opium) apaisent presque toujours ces premiers accidents.

(Voir Petites et grandes Misères, p. 100 à 107.)

CHOLÉRA (Peur du). La peur du choléra est, comme nous l'avons dit, la cause principale de cette maladie, dont les symptômes sont : prostration nerveuse, mauvaise digestion, déjections liquides. Quant aux crampes, à la transpiration froide, il ne faut pas s'en émouvoir. La meilleure recette pour n'avoir pas peur, c'est d'avoir une conscience tranquille, et d'être toujours prêt à se présenter devant le grand juge.

(Voir Petites et grandes Misères, p. 65 à 66.)

CHOLÉRA (Précautions à prendre en cas de). On ne

connaît point encore la manière dont le choléra se propage, mais il est une remarque faite par les plus grands praticiens, c'est que la respiration ou plutôt l'expiration, second temps de la fonction que nous venons de nommer, rejette dans l'atmosphère quelques émanations délétères qu'il est urgent d'éviter ; ainsi, quand on parle à un cholérique, il faut un peu en détourner le visage, et quand on sort d'une conversation avec lui, il est bon de se gargariser la gorge avec de l'eau vinaigrée.

(Voir *Petites et grandes Misères,* p. 96 à 100.)

CHOLÉRA (Transpiration nécessaire en cas de). Bien que la transpiration des gens atteints du choléra confirmé soit une cause de débilitation et un danger, il faut chercher, dès les débuts de cette terrible maladie, à réchauffer et à déterminer une transpiration chaude ; pour cela, non-seulement il faut employer le bain de pieds, les cataplasmes chauds, puis une bouteille remplie d'eau chaude, qui prolonge les effets du bain de pieds et conserve la température des cataplasmes ; mais il faut aussi donner un bon cordial : du thé sucré et bien chaud, dans lequel on met deux ou trois cuillerées de rhum. Voilà pour l'intérieur et l'extérieur en partie ; mais il est encore nécessaire de mettre près du corps en péril, des briques chauffées et entourées de torchons qui en adoucissent le contact.

(Voir *Petites et grandes Misères*, p. 107 à 120.)

CHUTE DES CHEVEUX. Le meilleur moyen d'arrêter la chute des cheveux est de se décider à les faire couper très-court et même à se faire raser la tête. (Voy. *Cheveux.*)

CIGUË (Grande). Plante fort dangereuse que l'on emploie cependant en topique contre les tumeurs, ulcères et cancers.

CIGUË (Petite). Cette plante est d'autant plus dangereuse, qu'elle ressemble aux persil et cerfeuil.

(Voir *Botanique médicale*, p. 296.)

CIRCULATION DU SANG (Explication de la). La circulation du sang s'exécute au moyen d'un centre contractile qu'on nomme *cœur*, au moyen de vaisseaux contractiles qu'on nomme *artères*, puis viennent des vaisseaux flasques élastiques et complaisants qu'on nomme *veines*, enfin de petits vaisseaux linéaires qui rampent sous la peau et qu'on nomme *vaisseaux lymphatiques*.

(Voir *Cours d'Hygiène populaire*, t. II, p. 198.)

CIRCULATION DU SANG (Hygiène de la). Le cœur a des rapports sympathiques avec tous les autres organes. Tout y retentit, et, plus que tout autre organe, je crois, il défend l'intempérance et les excès ; pour lui, il faut éviter le trop grand froid, car il existe une telle sympathie entre la peau et les organes de la circulation, que l'extrême refroidissement, non-seulement produit des maladies, mais de plus, au milieu des frimas de certains pays ; si l'on ne prend les précautions nécessaires, le cœur se ralentit et s'arrête. Le corps alors, privé de nourriture, se meurt, ou arrive à la congélation. Donc, il faut éviter aussi le froid physique et le froid moral ; ces états de l'âme, que l'on a appelés de la mélancolie ; la peur, qui frappe directement sur le centre circulatoire. De même qu'il faut éviter le froid, on doit éviter le trop grand chaud. Sous l'influence d'une chaleur exagérée, le cœur bondit avec anxiété, les artères frappent avec une force insolite, et c'est au milieu des grandes chaleurs qu'arrivent le plus de coups de sang. (Voy. *Apoplexie.*) — J'ai dit les inconvénients du froid moral, je dois le faire aussi relativement à la chaleur morale, autrement dit aux passions.

(Voir *Cours d'Hygiène populaire*, t. II, p. 148, 154 et suiv.)

CIRCULATION DU SANG (Mécanisme de la). J'ai comparé la circulation du sang à la circulation de l'eau dans une grande ville. L'eau est pompée à la rivière, envoyée par des conduits qui la distribuent de distance en distance; elle aboutit à des fontaines où, après une préparation naturelle de filtrage, elle sert à l'alimentation commune. Les résidus qui en résultent sont rejetés, forment les ruisseaux, les ruisseaux tombent dans des égouts, les égouts aboutissent à la rivière.

Voyons maintenant ce qui se passe dans la circulation du sang.

Le chyle qui forme les matériaux du sang noir arrive par l'oreillette gauche; il est poussé dans le ventricule correspondant par l'artère pulmonaire et dans les poumons (Voir le mot *Respiration*); il y subit l'importante opération de la sanguification. Des poumons, le sang revient rouge et rutilant dans l'oreillette droite, est lancé dans le ventricule correspondant; puis de là, passant par l'aorte, il va jusqu'aux dernières limites du corps. Après avoir rempli ses fonctions nourricières, des artères il passe dans les veines. Les veines sont les ruisseaux. Des veines, il tombe dans des égoûts que j'ai comparés aux vaisseaux lymphatiques, car il aboutit ainsi à la veine-porte, que j'ai comparée à la rivière.

(Voir *Cours d'Hygiène populaire*, t. II, p. 142 et suiv.)

CITRONNELLE. L'infusion de cette plante est très-stomachique et agit comme tous les amers aromatiques.

(Botanique médicale, p. 273.)

CLÉMATITE. Pour former des vésicatoires, on se sert, à la campagne, de feuilles fraîches de clématite. Il ne faut pas les laisser appliquées trop longtemps en place.

(Voir *Botanique médicale*, p. 276.)

CLERGÉ (Avis au). Le but de ce travail est longuement expliqué : 1° le prêtre a besoin de quelques notions médicales et pour lui et pour les autres ; car il est le protecteur naturel de ceux qui souffrent, et quelques petits conseils médicaux, permettent souvent de plus graves conseils, de bonnes paroles, et préparent une religieuse moisson. 2° Il est des lois sur l'exercice de la médecine, car il fallait bien expliquer jusqu'où allaient les droits et les devoirs de la charité. 3° Enfin, il nous a paru nécessaire d'initier le prêtre aux signes précurseurs de la mort, et de l'avertir du moment où le temps presse, pour enrichir du trésor des sacrements les voyageurs prêts à se mettre en marche pour l'éternité.

(Voir *Avis au Clergé*, p. 10 et suiv.)

CLERGÉ (Avis de M. Récamier au). Nous publions deux consultations de M. Récamier, l'une pour un évêque, l'autre pour un curé de campagne : le premier était atteint d'une irritation de gorge qui l'empêchait de parler; le second de pituite qui entravait sa digestion. L'illustre professeur a trouvé que chez l'un comme chez l'autre, la cause de ces indispositions, bien que différente, était une fatigue nerveuse, une disposition névral-

gique retentissant vers la gorge chez le prince de l'É-
glise, et frappant davantage sur le tube digestif chez le
bon curé de campagne. Les conseils donnés, et que l'on
pourra méditer en les parcourant, vont être résumés
dans les conseils généraux que nous analysons.

(Voir Avis au Clergé, p. 62 à 75.)

CLOUS (Remèdes contre les). Jaunes d'œuf appliqués
comme cataplasmes.

(Voir Formules et Recettes, p. 38.)

COCHLÉARIA. Plante antiscorbutique. On en fait mâcher les feuilles, et tous les accidents de la bouche se
trouvent modifiés.

(Voir Botanique médicale, p. 302.)

COECUM. Le cœcum a la forme d'une poche terminée
par une petite queue (appendice ileo-cœcal). Il ne se rattache pas bout à bout à l'intestin grêle qui le précède,
mais dans son milieu. Il est pourvu d'une valvule ou
soupape qui peut s'ouvrir à son intérieur, mais jamais
de l'autre côté, ce qui fait qu'on l'a plaisamment appelé
barrière des apothicaires.

(Voir Cours d'Hygiène populaire, t. II, p. 52.)

COEUR. Le cœur, centre de la circulation du sang, est
un gros muscle de forme conique placé dans une poche
séreuse qui lui est spécialement destinée, vers la région
qui se trouve un peu au-dessous du sein gauche. Le
cœur est double,—je pourrais presque dire qu'il est qua-
druple ; — il est partagé dans toute sa longueur par une
muraille épaisse, puis chaque côté a ses compartiments
qu'on nomme oreillettes et ventricules. L'oreillette re-

çoit le sang; elle est flasque. Le ventricule épais,
charnu, pourvu de colonnes intérieures, envoie, par ses
contractions incessantes, le sang, soit aux poumons, soit
aux artères.

(Voir *Cours d'Hygiène populaire*, t. II, p. 145.)

COEUR (Préjugé : une goutte de sang sur le). J'ai souvent entendu formuler cette maxime, qu'il ne faut point
se coucher du côté du cœur, parce qu'une goutte de
sang tombant sur le centre de la circulation, pourrait
tuer comme un coup de foudre. Le préjugé vient
de ce que, couché du côté du cœur, l'estomac, la rate
et le foie, pesant sur le diaphragme, le cœur, qui se
trouve derrière, est embarrassé dans ses mouvements;
mais il n'y a pas le moindre danger. Une goutte de sang
ne peut sortir d'un vaisseau sans qu'il ne soit ouvert, et
ce sang tomberait-il sur le cœur, s'il ne s'agissait que
d'une goutte, il n'y causerait aucun désordre.

(Voir *Cours d'Hygiène populaire*, t. II, p. 153.)

COIFFURE. Il faut de l'air à la chevelure et toutes les
coiffures, telles que schako, casquettes imperméables,
qui concentrent trop la transpiration, deviennent pernicieuses à la chevelure. On peut au schako mettre des
ventouses, et aux casquettes quelque chose d'analogue,
Nos chapeaux habituels, espèces de tuyaux de poêle,
que modifie, tantôt d'une façon, tantôt d'une autre,
l'art industrieux, mais peu hygiénique, du chapelier,
ont cela de bon, qu'ils sont un peu perméables, et ne
s'opposent pas à la perspiration du cuir chevelu.

(Voir *Cours d'Hygiène populaire*, t. I, p. 36.)

COING. On ne connaît guère que les vertus astringentes

du sirop et de la confiture de coing. Les pepins, mis en macération dans l'eau froide, fournissent un excellent mucilage pour les maladies des yeux.

(Voir *Botanique médicale*, p. 46.)

COLCHIQUE. Plante très-vantée contre la goutte. On prépare avec les graines des sirops, des tisanes dont l'usage exige une grande surveillance.

(Voir *Botanique médicale*, p. 277.)

COLÈRE. Dans le paroxysme de la colère, il se fait au cerveau, il se déclare au foie, une congestion qui détermine de graves désordres, et qui quelquefois produisent, non pas seulement la jaunisse, mais une inflammation cérébrale, voire l'apoplexie.

(Voir *Cours d'hygiène populaire*, t. II, p. 260.)

COLIQUES (remèdes contre les). L'élixir de vie. — Les frictions avec de la peau de lièvre. — L'infusion de camomille dans le vin blanc. — La décoction de gratiole.

(Voir *Formules et Recettes*, p. 39.)

COLIQUES NÉPHRÉTIQUES (remèdes contre les). Poudre de la verge d'or, prise par pincées dans un jaune d'œuf.

(Voir *Formules et Recettes*, p. 40.)

COLON. Seconde section de la portion du tube digestif, dite gros intestin. Le colon se subdivise lui-même en colon ascendant, colon transverse, colon descendant, de manière à représenter à peu près les trois sections d'un carré presque mathématique. Il est pourvu à l'intérieur de cellules qui retardent la marche des détritus alimentaires.

(Voir *Cours d'Hygiène populaire*, t. II, p. 52.)

COLOQUINTE. La pulpe du fruit de la coloquinte est d'une amertume qui n'est point sans danger et que l'on emploie comme purgatif. Pilée avec ses semences et appliquée sur le bas-ventre, cette plante a été vantée comme vermifuge et anti-goutteux.

(Voir *Botanique médicale*, p. 242.)

COMPRESSES. Pièces de linge qui peuvent être longuettes ou carrées. En pliant les compresses longuettes d'une certaine façon, on obtient des espèces de pyramides excellentes pour les compressions et qu'on appelle *compresses graduées*. Enfin il est des compresses percées de trous qu'on appelle vulgairement linge troué, linge que l'on graisse de cérat et qu'on applique avant la charpie sur les plaies en suppuration.

(Voir *Art de soigner les Malades*, p. 295.)

COMPRESSION (dans le cancer du sein). La compression douce et égale, si ingénieusement appliquée par Récamier, n'est point un écrasement, ni la compression brutale employée par des praticiens inexpérimentés ; la compression brutale amène de mauvais résultats.

(Voir *Santé des Femmes*, p. 253.)

CONDIMENTS. (Sel, poivre et moutarde.) Le sel est l'assaisonnement obligé de la plupart de nos aliments ; mais il n'en faut point faire abus. Nous en dirons autant du poivre et nous défendrons l'abus surtout de la moutarde (voyez ce mot). Cependant le sel ne peut donner la pierre, le poivre n'a jamais terni la vue.

(Voir *Cours d'Hygiène populaire*, t. II, p. 93.)

CONFESSION MÉDICALE. Pour qu'un général puisse hardiment combattre son ennemi, il faut qu'il le connaisse. Pour qu'un médecin traitant un malade de maladies aiguës ou chroniques puisse arriver à la victoire, il faut qu'il ait obtenu toute la confiance du malade.

(Voir *Maladies viriles*, p. 253.)

CONGESTION CÉRÉBRALE (Remèdes contre la). Eau sédative, eau trop prônée peut-être, mais qui rend des services. Nous en donnons la formule détaillée.

(Voir *Formules et Recettes*, p. 40.)

CONSTIPATION. La constipation est caractérisée par un retard inaccoutumé dans l'évacuation des détritus alimentaires. Il est des personnes qui, par tempérament, ne vont à la garde-robe que tous les deux ou trois jours; il en est d'autres, au contraire, qui sont obligées à des garde-robes quotidiennes, et qui, pour un retard de quelques heures, éprouvent tous les malaises de la constipation.

(Voir *Petites et grandes Misères*, p. 254.)

CONSTIPATION (Effet de la). L'encombrement déterminé par une constipation opiniâtre dans les diverses sections de l'intestin, occasionne une irritation qui réagit sur le cerveau qu'elle surexcite, sur le système nerveux qu'elle exaspère, et sur la circulation sanguine qu'elle révolutionne. Une constipation opiniâtre peut être la cause d'une maladie grave : tumeurs, inflammation abdominale, varices hémorrhoïdales, abcès, fistules, etc. Or, toutes ces maladies peuvent dégénérer et aller jusqu'au cancer.

(Voir *Petites et grandes Misères,* p. 258.)

CONSTIPATION (Mécanisme de la). La constipation peut être toute mécanique. Supposez une tumeur ou un organe renversé qui forme barrière, la constipation est forcée. Elle est souvent idiopathique, c'est-à-dire qu'elle tient à un tempérament tout spécial. Alors elle passe dans les habitudes et n'est pas dangereuse ; mais le plus souvent elle est symptomatique, c'est-à-dire qu'elle est le résultat d'une maladie générale : fièvre, migraine, exaspération ou atonie. De plus, de même que l'intestin réagit sur le cerveau, le cerveau réagit sur l'intestin ; les passions, la tristesse, la vie sédentaire, sont souvent les causes de la constipation. Il va sans dire qu'une alimentation trop épicée la détermine.

(*Petites et grandes Misères,* p. 263.)

CONSTIPATION (Traitement de la). On ne doit pas croire qu'un seul médicament, toujours le même, puisse toujours combattre la constipation. La constipation ayant des causes multiples, il faut à chaque cause des modificateurs différents. Je recommande la vie tranquille, car les passions portent à la constipation. Il est nécessaire d'avoir des vêtements bien chauds, car les refroidissements, non-seulement de l'abdomen, mais des pieds, de la tête et du cou, retentissent aux entrailles. Il faut, par une gymnastique intelligente, combattre les inconvénients d'une vie sédentaire ; point de veilles, sagesse alimentaire. L'habitude peut devenir un excellent modificateur : besoin ou non, je conseille de se présenter à la garde-robe tous les matins ; puis, il est dans l'alimentation des moyens délayants qui ne sont point sans efficacité : les pommes cuites, les pruneaux cuits, le bouillon aux herbes, le pain de seigle, le pain de farine non glutée. On ne doit avoir recours aux purgatifs qu'à dose très-minime. Les lavements sont efficaces sans doute, mais l'abus rend le gros intestin paresseux.

(Voir Petites et grandes Misères, p. 272.)

CONSTIPATION (Remèdes contre la). Nous indiquons, dans nos formules, un certain nombre de recettes contre la constipation : Boissons laxatives. — Deux tisanes de différentes natures. — Lavements laxatifs. — Le bouillon aux herbes. — Le bouillon pané. — La purgation dite tisane royale. — Enfin, deux moyens bien simples de déterminer la défécation : pieds mis par terre et pommes cuites avec du beurre.

(Voir Formules et Recettes, p. 41.)

CONSTIPATION DES PETITS ENFANTS. Indisposition assez commune, taquinante sans doute, mais sans gravité. On y remédie par un peu de sirop de chicorée, par quelques frictions et embrocations grasses, faites sur le ventre du petit malade, enfin par un suppositoire de savon bien doux.

(Voir Santé des Mères et des Enfants, p. 310.)

CONTINENCE DE L'HUMEUR SPÉCIALE. La question est tellement délicate, que nous renvoyons au livre con-fidentiel qui l'a traitée.

(Voir Maladies viriles, p. 247 et suivantes.)

CONTRACTURE ANALE. Je ne parle de la contracture

que pour indiquer un moyen peu connu, qui n'expose le malade à aucune hémorragie, c'est la dilatation forcée. Je l'ai vue guérir les contractures les plus douloureuses et les plus rebelles.

(Voir *Santé des Femmes*, p. 271.)

CONTUSIONS (Remèdes contre les). Eau de boule de Mars ; — térébenthine avec de la poix ; — compresse d'arnica ; — fleur de mélilot avec l'huile d'olive ; — jaune d'œuf avec farine et térébenthine ; — eau blanche ; — vin rouge avec ammoniaque ; — vin rouge avec des roses de Provins ; — arnica ; — pierre bleue ; — feuilles de laurier cerise ; — eau-de-vie camphrée ; — et enfin une pommade dont la résine, les queues de poireaux pilées et la graisse font la base.

(Voir *Formules et Recettes*, p. 15, 19 et 47.)

CONVALESCENCE (Régime à suivre pendant la). Alimentation légère ; — eau de poulet ; — eau de pavot ; — biscuit au chocolat ; — biscuit et confiture ; — blanc-manger ; — mouillettes au jus ; — thé de bœuf ; — bouillon du professeur Liébig ; — bouillon de poulet ; — puis tous les bouillons pectoraux et fortifiants ; — gelée de viande ; — gelée de lichen d'Islande ; — crême aux amandes ; — crême d'orge et d'avoine ; — crême de riz ; — crême de pain ; — panade au vin ; — panade au rhum ; — panade avec mélange de volaille hachée.

(Voir *Formules et Recettes*, p. 53 et suiv.)

CONVULSIONS. Les convulsions sont connues de tout le monde. Le globe oculaire qui se cache en se relevant outre mesure ; les membres qui se roidissent et qui se contournent ; les doigts qui se rétractent, en sont les caractères principaux. De plus arrive une respiration étranglée et une douleur de tête que l'enfant accuse en portant instinctivement la main vers cette région. Effectivement, dans la convulsion, il y a stagnation sanguine cérébrale; de là, la douleur de tête et les crispations des membres; de là, les yeux renversés.

(Voir *Santé des Mères et des Enfants*, p. 140 et suiv.)

CONVULSIONS (Causes des). Tantôt les convulsions sont directes, c'est-à-dire tiennent à un désordre cérébral, tantôt elles ne sont que symptomatiques, c'est-à-dire qu'elles sont produites par le contre-coup d'un désordre digestif ou viscéral. Les convulsions directes peuvent être causées par une simple inflammation cérébrale ou par une stagnation du sang vers l'organe encéphalique. — Les convulsions indirectes tiennent à des causes variées, à des désordres dentaires, à la répercussion d'une maladie éruptive, ou enfin à la présence de vers intestinaux. — Il est évident qu'à chaque genre de convulsion, il faut opposer d'abord un traitement d'attente. Pour guérir la maladie, il faut saper l'arbre par sa racine, c'est-à-dire remonter aux causes.

(Voir *Santé des Mères et des Enfants*, p. 146.)

CONVULSIONS INDIRECTES (Traitement des). Les convulsions causées par le travail dentaire, les convulsions causées par les désordres d'une maladie éruptive, les convulsions causées par la présence de vers intestinaux réclament tous les soins nécessaires pour faciliter la dentition, toutes les commotions obligées pour arriver à l'éruption de ces maladies effervescentes qu'on appelle éruptives. — Quant aux convulsions causées par les vers intestinaux, elles ne réclament que des vermifuges.

(Voir *Santé des Mères et des Enfants*, p. 142.)

CONVULSIONS LYMPHATIQUES (Traitement des). Il est un genre de convulsion, qui est peut-être le plus commun, c'est la convulsion lymphatique. Des sangsues, en pareille circonstance, peuvent être meurtrières; attendez le médecin, et, tout en l'attendant, dérivez à l'aide de petits sinapismes l'obstacle qui se porte au cerveau. Placez sur la tête des compresses d'eau fraîche; donnez une tisane diffusible, telle qu'une infusion de feuilles de mélisse ou de menthe poivrée.

(Voir *Santé des Mères et des Enfants*, p. 168.)

CONVULSIONS (Mécanisme des). Toute convulsion part du cerveau; elle est due à une compression sanguine ou à une agglomération séreuse qui amène les mêmes inconvénients; le cerveau pressé, ne peut plus remplir ses fonctions, de là des désordres qui se traduisent par des symptômes convulsifs.

(Voir *Santé des Mères et des Enfants*, p. 144.)

COQUELUCHE. Maladie contagieuse, spasmodique, caractérisée par une toux sifflante, revenant par quintes et déterminant des vomissements de liquides filants et glaireux; maladie peu grave en général, qu'il faut adoucir, mais que l'on ne peut empêcher. — La coqueluche a un caractère essentiellement nerveux; point de séquestration, lait de poule préparé avec une infusion de coquelicot; dans les grandes crises quelques cuillerées à café du sirop de belladone. — Diachylum sur la poitrine et dans le dos.

(Voir *Santé des Mères et des Enfants*, p. 314.)

COQUELUCHE (Remède contre la). La quantité de recettes proposées contre la coqueluche est considérable.

Je n'en ai indiqué que trois principales : le sirop d'ortie, le sirop de belladone et l'infusion de café vert. Il
est une potion très-prônée, qui, avec l'eau de laitue et
de fleurs d'oranger, contient du sirop de pivoine, de
belladone et quelques gouttes d'ammoniaque.

(Voir Formules et Recettes, p. 68.)

CORIANDRE. Les feuilles desséchées de cette plante sont
prises en infusion ; leurs propriétés sont stomachiques,
antinerveuses.

(Voir Botanique médicale, p. 103.)

CORNÉE et **CRISTALLIN.** L'œil est pourvu de deux verres :
le premier, convexe, qui se trouve à la partie tout extérieure, et que l'on nomme cornée; le second, cristallin, qui représente exactement une lentille.

(Voir Cours d'Hygiène populaire, t. I, p. 29.)

CORS AUX PIEDS (Remèdes contre les). Feuilles de
lierre trempées dans du vinaigre ; —feuilles de joubarbe ;
— ail pilé ; — feuilles de vigne séchées ; — suif ; — diachylum ; — blanc de poireau ; — racine de bette.

(Voir Formules et Recettes, p. 67.)

CORSETS. On a bien crié contre les corsets. Quoi qu'il en
soit, ils sont restés dans les habitudes féminines. Soyons
juste, ils sont souvent utiles, en maintenant la poitrine
et les glandes mammaires. Trop serrés, par exemple,
ils deviennent dangereux et ridicules.

(Voir Cours d'Hygiène populaire, t. I, p. 191.)

CORYZA. Le nom de rhume de cerveau donné au coryza est malheureux, car bien des gens qui mouchent exagérément s'imaginent que le cerveau s'en va par le nez. Il y a inflammation de la muqueuse qui tapisse les fosses nasales, excès de mucosités, et voilà tout. Il est des rhumes de cerveau chroniques; il en est de passagers. Les rhumes de cerveau chroniques tiennent d'ordinaire à un vice rhumatismal. Cette question nécessiterait des détails dont nous n'avons pas à nous occuper. Quant au rhume de cerveau passager, il est sans importance. Les gens du monde le modifient et l'abrégent considérablement par de petits bains de vapeur locaux, ou en prisant de l'amidon avec du sucre en poudre. Quelques personnes s'appliquent du suif sur le nez, et ce n'est point si mal faire.

(Voir Cours d'Hygiène populaire, t. II, p. 178.)

COULEUR DES CHEVEUX. La couleur de ces petits organes dépend de l'espèce d'huile qu'ils renferment : bruns chez ceux dont l'huile est verdâtre, blonds chez les personnes dont l'huile est jaune-clair, roux quand l'huile est rougeâtre, ils deviennent blancs, quand l'huile ou pigmentum devient incolore.

(Voir Cours d'Hygiène populaire, t. I, p. 33.)

COUPURES (Remèdes contre les). Pellicule d'un œuf frais; — feuilles de grande consoude; — onguent avec du beurre, de l'huile, de la cire vierge et du goudron.

(Voir Formules et Recettes, p. 61.)

COUSINS (Remède contre les piqûres de). On tempère la douleur qui en résulte par un peu de salive mise sur la piqûre, ou en lavant avec de l'eau salée ou tout simplement avec de l'eau fraîche.

(Voir Médecine des Accidents, p. 230.)

CRACHEMENTS DE SANG (Remèdes contre les). Suc de verveine ou infusion de verveine dans du vin blanc.

(Voir *Formules et Recettes*, p. 74.)

CRAMPES DES JAMBES (Remèdes contre les). Lit en plan incliné; barre de fer sous les matelas; — ligature au-dessus du genou; — jambes entourées de colliers de bouchons.

(Voir *Formules et Recettes*, p. 75.)

CRESSON DE FONTAINE. Plante antiscorbutique, trop peu employée dans les maladies de poitrine. Comme le cresson est âcre à la gorge, il est nécessaire, quand on l'emploie, de faire boire du lait par-dessus.

(Voir *Botanique médicale*, p. 79.)

CRIS DES PETITS ENFANTS. Les larmes, les cris surtout, ne sont pas toujours un signe de malaise, de maladie. Le cri est cependant une demande de secours; mais la plupart du temps cette demande est tyrannique. Aux cris capricieux il faut opposer la résistance, aux cris causés par quelque malaise, comme par une piqûre d'épingle, par des coliques intestinales, il faut apporter le remède, ôter l'épingle qui pique et adoucir la paroi intestinale par des frictions, cataplasmes, etc. Le cri faible est un symptôme de débilitation, le cri étouffé demande des dérivatifs.

(Voir *Santé des Mères et des Enfants*, p. 118.)

CROUP (Premiers secours à donner dans le). Le croup n'est point une maladie inflammatoire ordinaire. La raucité de la voix qui l'accompagne, la singularité de la toux qui l'annonce, la fièvre qui s'allume, et surtout la marche terrible de la maladie, en indiquent tous les dangers. Il s'agit de fausses membranes qui se développent dans l'arrière-gorge. Ces fausses membranes s'accumulent si vite qu'elles finissent par amener une asphyxie toute mécanique, c'est-à-dire par étouffer le petit enfant. Donc, le point capital est d'empêcher la formation des fausses membranes et de chercher à faire rejeter au dehors celles qui, par malheur, se trouvent déjà formées. Si le croup est très-inflammatoire, c'est-à-dire, s'il est compliqué d'une fièvre considérable, il est souvent nécessaire d'appliquer quelques sangsues derrière l'oreille du pauvre petit patient. Il faut aussi des moyens dérivatifs, tels que petits cataplasmes aux pieds, cataplasmes saupoudrés de farine de graine de moutarde, sinapisme même, mais qu'il est urgent de ne pas laisser longtemps en place et de promener sur les membres inférieurs. Le moyen par excellence, à mon avis, est le vomitif, l'émétique ou tartre stibié. Il agit de plusieurs manières, et par les vomituritions qu'il détermine, et par la titillation qu'il occasionne du côté du gosier, enfin par la prostration des forces, qu'il amène. L'émétique est le contre-stimulant par excellence, à tel point qu'un médecin anglais prétend qu'il n'est aucune maladie contre laquelle l'émétique ne puisse rendre d'importants services. On met dans un verre d'eau 5 centigrammes d'émétique, et on administre cette solution par cuillerée à bouche (une toutes les 5 minutes). Il faut que l'enfant vomisse, mais qu'il vomisse franchement. Les vomissements arrivés, on n'en continue pas moins l'usage de la solution émétisée, mais l'on en diminuera la dose, par exemple, une cuillerée à café toutes les 10 minutes pourra devenir suffisante. L'important est de continuer à entretenir les envies de vomir, qui se traduisent par des nausées.

Le médecin appelé (et il faut toujours prendre ce parti en pareille circonstance) agira ensuite suivant son expé-cience. Le croup marche si rapidement, qu'il ne faut jamais attendre pour agir, et toutes les mères doivent avoir chez elles des paquets de 5 centigrammes d'émé-tique; car la terrible maladie dont nous parlons prend le plus souvent au milieu de la nuit. Il faut donc avoir sous la main toujours le moyen le plus efficace pour la combattre.

(Voir *Santé des Mères et des Enfants*, p. 186.)

CROUP (Symptômes caractéristiques du). La gorge se trouve encombrée de pellicules que l'on appelle *fausses membranes*. Le son de la voix d'un enfant atteint du croup devient rauque et sa toux ressemble au cri du coq. La fièvre s'allume, les yeux se cavent, une véritable anxiété apparaît sur la figure du malade.

(Voir *Santé des Mères et des Enfants*, p. 180.)

CROUTES LAITEUSES (Voir *Gourmes*).

CUIR CHEVELU. Sur la boîte osseuse qui recouvre le crâne, le Créateur a mis une peau beaucoup plus dense que la peau ordinaire (Voir *Peau*). Chacun des éléments qui composent le cuir chevelu, chacun de ses feuillets, est d'une résistance spéciale.

(Voir *Cours d'Hygiène populaire*, t. I, p. 28.)

CURÉS (Précautions nécessaires aux). Certes, il n'y a rien de plus admirable que le zèle et le dévouement de la charité religieuse. De bons rapports doivent exister entre le pasteur et ses paroissiens; mais, je le dis fran-chement, trop de familiarité engendre le mépris. J'engage donc messieurs les curés de campagne à ne point accepter toutes les invitations à dîner qu'ils reçoivent de leurs paroissiens. Les banquets qui suivent les noces et les baptêmes sont spécialement pour eux à redouter. Enfin, je crois que, quand des bourgeois ou de gros paysans envoient chercher M. le curé en voiture, pour consoler un malade ou lui administrer les derniers sacrements, l'honneur de l'habit que porte l'ecclésiastique, le respect que doit inspirer le ministère qu'il exerce, l'obligent à se faire reconduire comme on est venu le chercher. Un autre malade peut avoir besoin de M. le curé pendant son absence; il ne faut pas laisser prendre de méchantes habitudes; — qu'il soit bien dit et redit que tous ceux qui demeurent très-loin et qui ont moyen d'aller chercher M. le curé en voiture, doivent le faire reconduire de la même manière.

(Voir *Avis au Clergé*, p. 124 à 133.)

CURÉ DE CAMPAGNE (Binage. Conseils spéciaux au). Le binage est une faute à redouter, une bataille quelquefois nécessaire, mais toujours apportant des blessures, dans les rangs du jeune clergé. Quand un fardeau pèse déjà, deux semblables pèsent bien davantage. Le pasteur de village qui accepte la direction de deux paroisses ou plutôt qui la sollicite, a le plus grand tort. Dans les travaux que nécessite ce double ministère, les forces s'épuisent; le courage n'abandonne pas, sans doute, mais que de richesses vitales dépensées! Il peut y avoir nécessité cependant; mais alors on obtient grâce d'état et forces nécessaires.

En cas de binage, le régime alimentaire doit être plus substantiel. Le dernier repas du samedi doit être placé aussi tard que possible. Le prêtre chargé de deux paroisses doit se résigner à ne point les visiter toutes deux à la fois pendant la semaine dans une seule matinée ; il faut qu'il partage ses courses et qu'il évite les fatigues physiques et intellectuelles, oui, vraiment intellectuelles; car les travaux de l'intelligence sont incompatibles avec les fatigues matérielles. Soyez tranquilles : l'intelligence, sans être momentanément labourée, ensemencée, ne perdra aucune de ses bonnes dispositions et de ses premières tendances. Puisque vous avez beaucoup à faire, il faut régler tous vos travaux; faites-vous un petit plan de campagne : J'irai ici, puis j'irai là. L'ordre économise les forces, la prévoyance les multiplie.

(Voir *Avis au Clergé*, p. 104 à 123.)

CURÉ DE CAMPAGNE (Malaises et maladies du). La plupart des malaises et des accidents de santé éprouvés par le curé de campagne proviennent d'une surimpressionnabilité nerveuse causée par un appauvrissement vital, appauvrissement qui ne se révèle point toujours par une apparence extérieure, mais qui est intérieur et parfois organique.

(Voir *Avis au clergé*, p. 55.)

CURÉS DE CAMPAGNE (Conseils relatifs à la santé des). Certainement l'hygiène du curé de campagne doit rentrer dans les règles de l'hygiène générale. Mais, puisque la plupart des indispositions des ecclésiastiques, dévoués aux travaux du saint ministère, sont le résultat d'une surimpressionnabilité nerveuse, causée par un appauvrissement vital, il faut éviter tout ce qui surexcite cette impressionnabilité nerveuse; rechercher tout ce qui peut enrichir la vitalité. Pour son habitation, par exemple, il se peut qu'elle soit humide, mal aérée; il est urgent de prendre contre l'humidité toutes les précautions possibles. Qu'une estrade en planche élève le lit, si la chambre est carrelée, et qu'on fasse du feu par les temps humides.

Le régime alimentaire doit être simple et substantiel : viandes bouillies et rôties, légumes et fruits doux. On doit en écarter les salaisons, les fritures et les épices. Point de scrupules cependant ! L'abstention complète de boissons fermentées (vin, cidre et bière) est nécessaire à toute personne nerveuse. Si l'eau paraît trop plate à l'estomac, on y fait macérer des fleurs de tilleul, de camomille ou de houblon. M. Récamier conseillait toujours aux gens nerveux des aliments froids plutôt que chauds. Il est certain que les aliments liquides chauds portent à la tête et la tête est le centre nerveux. Du reste, chez les gens irritables, les aliments froids digèrent plus facilement que s'ils étaient chauds. Régularité constante dans le régime alimentaire, bains antinerveux, c'est-à-dire, bains courts (un quart d'heure), de 26 à 27 degrés Réaumur. Pendant toute la durée du bain, nécessité d'arroser la tête et le visage à grande eau avec de l'eau moins chaude que celle du bain. Les ecclésiastiques qui n'ont pas de baignoire peuvent la remplacer par un baquet de blanchisseuse. Pour les curés de campagne atteints de maladies nerveuses, je proscris le maigre et le jeûne, qui débilitent et qui feraient perdre en quelques jours les bénéfices du régime indiqué.

(Voir Avis au Clergé, p. 77.)

CURE-DENTS. Les cure-dents les plus hygiéniques sont tout simplement les cure-dents de plume. En ivoire, ils sont beaucoup plus roides ; en bois, ils peuvent casser. Les épingles sont toujours pernicieuses.

(Voir Cours d'Hygiène populaire, t. II, p. 22.)

CYCLAMEN. Plante employée en topique; en cataplasmes les feuilles deviennent vermifuges et diurétiques. Les racines écrasées du cyclamen, bouillies pendant un certain temps, servent contre la constipation et sont réputées comme un excellent vermifuge. Toutefois, le suc de cyclamen n'est point sans danger.

(Voir *Botanique médicale*, p. 217.)

CYNOGLOSSE. La racine de cette plante renferme un suc, mucilagineux, adoucissant et sédatif. On la taille en rondelles et on la fait bouillir à la dose de 60 à 80 grammes dans un litre d'eau.

(Voir *Botanique médicale*, p. 105.)

D

DARTRES (Classification des). Les maladies de la peau se divisent en huit grandes classes, qui ont elles-mêmes des subdivisions : 1° les exanthèmes, 2° les bulbes, 3° les vésicules, 4° les pustules, 5° les papules, 6° les squames, 7° les tubercules, et 8° les taches.

(Voir *Trois Maladies réputées incurables*, p. 138.)

DARTRES (Répercussion des). Il ne faut pas toujours guérir les dartres, ou bien il faut le faire avec tactique et grande précaution. Une dartre répercutée peut amener les accidents les plus graves. Il est évident que toute l'effervescence qui se portait à la peau, se concentrant à l'intérieur sur un des organes importants de la vitalité, peut y produire inflammation, désordres, parfois même maladies organiques.

(Voir *Trois Maladies réputées incurables*, p. 147.)

DARTRES (Traitement hygiénique des). Bien qu'on n'ait pu ni voir, ni toucher, ni analyser le virus particulier qui produit le vice dartreux, il est pour nous hors de doute que ce virus existe dans un grand nombre de cas. Le traitement des maladies dartreuses doit être de deux natures : général ou hygiénique, spécial ou pharmaceutique. Appartements salubres, importance du grand et bon air, alimentation exempte de tout excitant, voilà pour l'hygiène. Quant aux moyens pharmaceutiques, ils sont si multipliés, si nombreux, si difficiles à manœuvrer, qu'ils réclament les conseils et la surveillance d'un médecin. Les purgatifs doux rendent de grands services, les boissons sudorifiques produisent des dérivatifs excellents. Il est des plantes réellement dépuratives, telles que la pensée sauvage, la douce amère, le cresson, le houblon, la gentiane, etc.

(Voir *Trois Maladies réputées incurables*, p. 153.)

DARTRES (Traitement pharmaceutique des). On emploie contre les dartres des cataplasmes, des fomentations, des lotions, des pommades, des onguents, des baumes, des sirops. Je ne puis dans cette analyse entrer dans le détail de ces différents médicaments. On les trouvera énoncés dans le livre des *Trois Maladies réputées incurables*, depuis la page 162 jusqu'à la page 188 ; mais il est un moyen peu connu et que je ne puis passer sous silence, c'est l'emploi du guano. On le prend en bains, qui deviennent ainsi ammoniacés et d'une efficacité incontestable. Un demi-kilo est pour un bain la dose suffisante. Le guano ne tache pas les baignoires. Avant de le mêler à l'eau du bain, il faut avoir la précaution, pour en faire dissoudre tous les sels médicamenteux, de le délayer dans de l'eau bouillante.

(Voir *loc. cit.*, p. 188 et suiv.)

DÉBOITEMENT ou **LUXATION**. Plus vite on agit pour remettre en place une articulation luxée, plus vite on a chance de réussir. Si le déplacement a produit de la

tuméfaction, de l'inflammation et toutes les complications habituelles, il faut, avant de manœuvrer de façon
à remettre l'articulation en place, en adoucir les gonflements, par des cataplasmes laudanisés et des bains
très-prolongés. Le chloroforme rend à nos chirurgiens
de très-grands services ; mais il ne peut être employé
que par des personnes expérimentées. Certainement
il est des rebouteurs bien ignares, bien imprudents,
mais il en est d'une adresse qu'il faut savoir reconnaître.

(Voir *Médecine des Accidents*, p. 277.)

DÉFAILLANCES (Remèdes contre les). Esprit de lavande, de cannelle, de noix muscade et de romarin ; —
eau de mélisse, connue sous le nom d'*Eau des Carmes*.

(Voir *Formules et Recettes*, p. 80.)

DÉFÉCATION. C'est dans le gros intestin que les résidus
des aliments, stationnent, s'épaisissent ; ils s'y putré-
fient, et par cette putréfaction, produisent, sur les parois de l'intestin qui les contient, un agacement qui en
détermine l'expulsion.

(Voir *Cours d'Hygiène populaire*, t. II, p. 62.)

DÉMANGEAISONS (Remèdes contre les). Tisane de racine fraîche de patience, — lotions avec le vinaigre
aromatique, — lotions avec l'eau blanche modifiée par
une décoction de guimauve, — solution de sous-carbonate de soude, — simple solution de savon, — solution
ayant pour base le sulfate de zinc et l'alun.

(Voir *Formules et Recettes*, p. 81.)

DENTS (Remèdes contre les maux de). Eau d'Oméara,

— camphre dans l'oreille, — Paraguay-Roux, — vinaigre dans lequel on a trempé un morceau de fer rouge, — mâcher de la petite racine de noyer, — mâcher de la poudre de chasse, mise dans un sachet, — éther saturé de camphre, — huile de graine de lin, — eau glacée dans la bouche, — suc de l'écorce et des feuilles de figuier, — application d'un fer aimanté, — application sur la dent douloureuse, d'un simple morceau de fer; — cendre de tabac, — eau-de-vie en gargarisme.

(Voir Formules et Recettes, p. 86.)

DENTS (Conservation des). Elixir fait avec du cochléaria, du raifort et du bon cognac. — Autre moyen : liqueur dite *souveraine*. — Mâcher des fleurs d'oranger.

(Voir Formules et Recettes, p. 92.)

DENTS (Anatomie des). Les dents sont de petits corps durs implantés dans les os de la mâchoire, et qui servent à la mastication. Les anatomistes ne les ont point tous, décrites de la même façon : les uns ont prétendu qu'elles n'étaient que des os d'une conformation spéciale; les autres, assimilant les dents à la substance cornée qui termine chacun de nos doigts, y ont vu des os d'une substance toute particulière. Quoi qu'il en soit, les dents sont de différentes natures. On les divise en plusieurs classes. Les premières dents sont dites dents de lait; elles restent jusqu'à l'âge de sept ans, puis elles tombent ; elles sont remplacées par une dentition définitive, qui se compose des incisives, des canines et des molaires, et qui n'est complétée bien souvent qu'assez tard, par quatre dents d'assez méchante nature, qu'on a cependant appelées dents de sagesse ! Ces dents, quelquefois, déterminent par leur arrivée de très-graves inconvénients. J'ai vu des gens devenir fous, pour des dents de sagesse qui n'avaient pu sortir. J'en ai vu d'autres présenter tout l'aspect du vice scrofuleux. Les dents de sagesse s'etaient gâtées, puis elles avaient déterminé une fluxion et par suite une suppuration.

(Voir *Cours d'Hygiène populaire*, t. II, p. 12 et suiv.)

DENTS (Hygiène des). Il faut se laver les dents régulièrement, non-seulement pour en chasser les détritus d'aliments qui peuvent s'y attacher, mais pour empêcher la formation du tartre. Ici vient la grande question du cure-dents. (Voy. ce mot.) Les brosses ne doivent pas être trop brutales, qu'elles soient surtout bien faites, car il en est qui, laissant entre les dents une partie de leurs petits poils, déterminent tous les inconvénients des corps étrangers.

(Voir *Cours d'Hygiène populaire*, t. II, p. 21.)

DENTS ARTIFICIELLES. Les dents artificielles, ou fausses dents, sont de différente nature. On en fait en ivoire, en hippopotame, en substances minérales, etc. Nous ne pouvons entrer dans de grands détails à ce sujet, chaque dentiste ayant sa préparation; mais il est important de faire remarquer que les fausses dents sont souvent nécessaires pour aider à la parole, et spécialement pour l'acte important de la mastication. Elles exigent des soins de propreté, plus minutieux encore, que les dents véritables, sans quoi elles déterminent une mauvaise odeur de la bouche, que l'on doit éviter.

(Voir *Cours d'Hygiène populaire*, t. II, p. 37.)

DENTELAIRE. Plante si dangereuse, qu'appliquée en

topique à l'extérieur, elle peut remplacer les emplâtres de cantharides, les sinapismes et les vésicatoires.

(Voir *Botanique médicale*, p. 245.)

DENTIFRICES. On donne le nom de dentifrices à des poudres spécialement destinées à nettoyer les gencives et les dents. Ces poudres sont de diverses espèces. Les commères prônent hardiment la suie, la cendre et la potasse; les dentistes ont chacun leurs petites compositions. Les dentifrices les plus sages et les plus efficaces ont pour base le charbon et le quinquina; le charbon est un désinfectant, le quinquina est un tonique. On aromatise ces poudres, mais cette précaution est sans importance.

(Voir *Cours d'Hygiène populaire*, t. II, p. 31.)

DENTIFRICES. Quinquina et charbon avec cannelle et essence de menthe, ou tout simplement : sucre, quinquina et charbon. — Os de sèche avec poudre d'iris, magnésie et girofle pulvérisé.

(Voir *Formules et Recettes*, p. 85.)

DENTITION. C'est une grosse affaire que la dentition des enfants; la fièvre arrive, et trop souvent... des convulsions. Il est certain que la dentition est la cause de la moitié au moins de la mortalité des petits enfants. Que faire pour aider à cette dentition? Les enfants portent tout à leur bouche ; c'est une espèce d'avertissement, il faut bien choisir les objets qu'on met entre leurs petites mains. Je suis peu partisan des hochets : une croûte de pain, une bonne racine de guimauve, une simple racine de réglisse offriront plus d'avantages; l'enfant ne pourra pas se blesser.

(Voir *Cours d'Hygiène popul.*, t. II, p. 17 et suiv.)

5

DÉPLACEMENTS UTÉRINS. Tout désordre dans l'économie amène forcément de la gêne, souvent même une maladie ; or, quand on veut traiter une maladie, il faut attaquer l'arbre par la racine, ou plutôt remonter à la cause. Il est des déplacements utérins qui constituent une maladie grave. Ils engendrent et l'inflammation et parfois la suppuration ; puis il en est de légers, trop souvent méconnus, mais qui sont la cause d'un grand nombre de malaises.

(Voir *Santé des Femmes*, p. 131.)

DÉPLACEMENTS UTÉRINS (Mécanisme des). L'utérus, qui a la forme d'une poire, est attaché et soutenu par des ligaments. Or comme le plus important de ces ligaments s'adapte à la paroi mobile de l'abdomen, il en résulte que, bien souvent, il n'y a plus équilibre ; le haut de la poire tombe à droite ou à gauche ; de là des irritations locales qu'il s'agit d'éviter.

(Voir *Santé des Femmes*, p. 236.)

DÉPLACEMENTS UTÉRINS (Pansements secs). Il est un moyen bien plus simple, bien plus léger que le pessaire, pour redresser l'utérus : il s'agit d'introduire à l'intérieur du conduit adhérent, de l'amidon en poudre, tantôt simple, tantôt mélangé de poudre d'alun. Il est un moyen plus pénible, mais plus efficace encore, c'est l'emploi de la curette utérine inventée par Récamier. Je ne dis rien du redresseur métallique tout récemment prôné par une de nos célébrités modernes, il est inadmissible.

(Voir *Santé des Femmes*, p. 165.)

DÉPLACEMENTS UTÉRINS (Traitement des). Il y a irritation, inflammation souvent. —Repos et position horizontale. Il ne faut pourtant point exagérer ce repos. Application de cataplasmes de farine de graine de lin, ou mieux encore de cataplasmes faits avec de la bouillie de riz, sur laquelle on verse de l'huile camphrée. Lavements laudanisés.

(Voir Santé des Femmes, p. 149.)

DÉVIATIONS DE LA TAILLE. Il faut les attaquer dès leurs premiers symptômes, puis s'en référer aux avis des hommes spéciaux. Le plus souvent, il né suffit point d'un corset ou autre manœuvre orthopédique, un traitement général est indispensable. Bons effets de l'huile de oie de morue.

(Voir Santé des Mères et des Enfants, p. 321.)

DIABÈTE. Le diabète est une maladie sérieuse, qui consiste dans une perversion de la sécrétion urinaire. Les urines deviennent fort abondantes, et il semble que cette surabondance empiète sur la vitalité. Après survient l'embonpoint et·la bouffissure qui caractérisent la maladie. Plus tard, l'individu qui en est atteint est pris d'un amaigrissement qui va toujours en augmentant. Il boit, il boit sans cesse; mais, il semble que tout s'en aille par les urines.

Lorsqu'il y a une perversion manifeste dans un des organes du corps humain, tous les autres organes s'en ressentent, toutes les fonctions s'en apauvrissent. Or non-seulement il y a perversion de la sécrétion urinaire dans le diabète, c'est-à-dire que les urines ne sont plus assez animalisées; mais par un accident maladif, il y a sécrétion d'un corps inattendu : le sucre. Il n'y a point de diabète sans surabondance d'urine, il n'y a pas de diabète sans perturbation générale, et notamment sans suppression totale de la transpiration cutanée; enfin, il n'y a point de diabète sans sucre dans les urines. Le traitement consiste dans les moyens que j'appellerai *animalisants :* soupe grasse et abondante, lard et porc frais, boudin, viande rance et faisandée. Je ne parle ni du quinquina, ni du bicarbonate de soude, ni des autres moyens modificateurs. Au médecin seul, il appartient de les prescrire.

(Voir Maladies viriles, p. 132 à 144.)

DIARRHÉE (Remèdes contre la). Sirop de gomme, — gelée de coing, — viande crue, — décoction de glands dans du bouillon, — nèfles, mangées modérément, — semence de plantain dans du vin rouge.

(Voir Formules et Recettes, p. 94.)

DIARRHÉE DES PETITS ENFANTS. (Diarrhée le plus souvent accompagnée du rejet de matières mal digérées.) — Surveillance active, nécessaire, — eau de riz avec du sirop de gomme, — cataplasmes sur le ventre, — légers purgatifs.

(Voir Santé des Mères et des Enfants, p.   .)

DIÈTE. La diète est souvent suffisante pour juguler, éteindre et guérir les maladies à leur début; mais elle n'est point toujours nécessaire. Sur dix malades, il y en a trois ou quatre au plus qui sont capables de supporter une diète complète. On relève les forces par une nourriture légère. Lait, œufs à la coque, bouillon, etc.

(Voir Art de soigner les malades, p. 107.)

DIGESTION (Anatomie des organes de la). Les phénomènes de la digestion s'exécutent dans un long canal qui présente dans son trajet de fréquentes variations. Ce canal se nomme *tube digestif*.

Le tube digestif s'ouvre par deux portes mobiles que l'on appelle *lèvres*, puis il s'élargit pour former la cavité buccale, laquelle se termine en entonnoir; cet entonnoir est l'*arrière-gorge* munie de deux membranes musculaires qu'on appelle *piliers du voile du palais*. Au milieu, en faction en quelque sorte sur cette ouverture, est une petite languette qu'on appelle *luette*. A l'arrière-gorge, succède un tube cylindrique que les anatomistes ont appelé *pharynx*. Après le pharynx est un tube uniforme encore que l'on a nommé *œsophage*. Enfin vient l'estomac, qui a la forme d'une cornemuse, et qui se trouve fermé en haut par une porte nommée *cardia*, et en bas par un anneau fort résistant que l'on appelle *pylore*. Le reste du tube digestif se divise en deux grandes sections : les intestins grêles et les gros intestins. Les intestins grêles eux-mêmes se subdivisent en trois sections : le *duodenum*, second estomac, en quelque sorte ; le *jejunum* et l'*iléon*. Puis viennent le *cæcum*, le *colon*, le *rectum*. En somme, le tube digestif présente quatre sacs ou dilatations : la bouche, destinée à la mastication, à la salivation, à la déglutition ; l'estomac, qui est le siége de la chymification, c'est-à-dire la première transformation du bol alimentaire; le duodénum, où le chyme se trouve changé en chyle, liquide contenant tous les matériaux nécessaires pour faire du sang. Enfin le cæcum et son appendice, et toutes les circonvolutions des gros intestins.

(Voir *Cours d'Hygiène populaire*, t. II, p. 48 et suiv.)

DIGESTION (Hygiène de la). Après s'être préparé par

un peu d'exercice au grand acte digestif, il faut manger
à heure fixe, parce que l'habitude vient en aide à la digestion. Les repas faits en commun se digèrent toujours
mieux que les repas pris solitairement. La distraction
sollicite l'appétit. On doit manger lentement, afin de
bien mâcher et de ne point escamoter l'insalivation.
Après avoir mangé, il est bon d'éviter toute fatigue,
non pas seulement physique, mais intellectuelle.

(Voir *Cours d'Hygiène populaire*, t. II, p. 68 et suiv.)

DIGESTION (Mécanisme de la). L'aliment est broyé par
les dents, et, pendant ce travail, imbibé d'un liquide
fourni par de petites glandes que l'on nomme salivaires. — Il est goûté par le palais, passe dans l'entonnoir
de l'arrière-gorge, puis enfin il est avalé ! Le voilà dans
l'estomac, qui se contracte, le pressure, et ramène
tout aliment à une unique substance, *le chyme*, qui au
fur et à mesure qu'il est formé, passe par le pylore et
arrive dans le duodénum. — Presque instantanément,
alors, le chyme se trouve changé en *chyle*, lequel est
envoyé dans les intestins grêles, et soumis à une succion. — Tous les éléments nutritifs sont pompés par des
vaisseaux dits chylifères; puis, restent les détritus, qui
forment les matières fécales.

(Voir *Cours d'Hygiène populaire*, t. II, p. 54.)

DIGESTION (Moyen de la faciliter). Pilules gourmandes,
dites *ante cibum;* — eau de Seltz; élixir de Garus; — vin
des dieux.

(Voir *Formules et Recettes*, p. 97.)

DIGITALE. La digitale n'est point sans danger. Prise
soit en infusion ou en poudre à l'intérieur, soit en ap-

plication extérieure, elle agit sur le cœur, dont elle entrave les mouvements.

(Voir *Botanique médicale*, p. 270.)

DOIGTS (Écorchurés, piqûres, coupures des). Toutes les plaies faites aux doigts nécessitent une grande propreté. Il faut laver, bien faire saigner. S'il survient de la douleur, on l'apaise par des bains prolongés. — Dans les coupures, on se hâte de réunir la petite plaie par du linge d'abord, ou mieux par un morceau de diachylum ; puis, avec des compresses et un petit bandage roulé, on arrête le sang et on prépare ainsi le travail de la cicatrisation.

(Voir *Médecine des Accidents*, p. 304.)

DOMPTE-VENIN. On a employé cette plante comme vomitif (décoction de sa racine). — On fait prendre l'infusion de ses feuilles en tisane diurétique. — Il faut s'en défier.

(Voir *Botanique médicale*, p. 266.)

DOUCE-AMÈRE. Une des meilleures plantes sudorifiques. —On emploie les tiges, les feuilles et les racines. — La racine, en dédoction ; les tiges et les feuilles, en cataplasme ou extrait. — Toutefois ce n'est point une plante sans danger.

(Voir *Botanique médicale*, p. 170.)

DRAPS. Les draps d'un malade doivent être tenus aussi propres que possible, et parfois, dans de graves maladies, il est difficile, mais nécessaire, d'en changer. — Il faut avoir bien soin de laisser le patient dans une position horizontale. On se sert d'un lit de sangle, que l'on roule près du lit qu'il s'agit de refaire, ou bien même on peut changer les draps d'un malade sans le changer de lit. — Il suffit de rouler le drap dans toute sa longueur, de manière à en faire une sorte de tige, un faisceau, qui en représente la moitié ; puis ce faisceau mis en place tout près du malade penché un peu sur le côté du lit, on fait passer le pauvre souffreteux par dessus le rouleau que l'on étale ensuite. L'opération faite, on replace le malade au milieu de son lit.

(Voir *Cours d'Hygiène populaire*, t. I, p. 223.)

DUODÉNUM. On nomme ainsi la portion du tube digestif qui suit immédiatement l'estomac, et qui commence la première section des intestins grêles. — On lui a donné le nom de duodénum, parce qu'il a douze travers de doigt. Il représente, en quelque sorte, un estomac complémentaire, car c'est dans le duodenum que le chyme est changé en chyle. (Voyez *Digestion.*)

(Voir *Cours d'Hygiène populaire*, t. II, p. 51.)

DYSSENTERIE (Remèdes contre la). Blancs d'œuf battus dans de l'eau ; — macération d'ipécacuanha ; — oignons cuits dans l'huile ; — lait dans lequel on fait bouillir de la graisse ; — suc d'ortie avec sucre en poudre ; — huile d'olive et vin généreux.

(Voir *Formules et Recettes*, p. 99.)

E

EAU. L'eau joue un très-grand rôle en médecine. Fraîche ou tiède, elle sert non-seulement en boisson, mais encore en lavage. Tout le monde connaît les bains froids, les bains tièdes, et même les manœuvres de l'*hydrothérapie*. (Voyez ces mots.)

(Voir *Cours d'Hygiène populaire*, t. I, p. 150.)

EAU (prise en boisson). Il est de l'eau bonne à boire; on la nomme alors eau potable : d'autre serait d'une difficile digestion. — L'eau potable doit bien cuire les légumes et bien dissoudre le savon. La meilleure eau est l'eau la plus aérée, et l'eau la plus aérée est l'eau de pluie; mais elle n'est bonne à prendre en boisson que quand elle ne contient aucun mélange, aucun sel délétère. — Les toits en zinc, les toits en plomb surtout, fournissent quelquefois une eau qui peut devenir dangereuse. — Toutes les eaux de rivière ne sont point aussi digestives les unes que les autres; parfois, il en est de terreuses, de marneuses; elles ne peuvent être bues qu'après avoir été filtrées. Les eaux de puits et de citerne sont les moins bonnes à boire. On ne s'en sert que faute de mieux.

5.

L'eau est une excellente boisson pour les malades; elle est la base de toutes les tisanes, et c'est un préjugé que de craindre de la boire pure. On peut y ajouter un peu de sucre, sans doute; mais, parfois même, en la prenant froide et pure, on arrive à la convalescence des maladies traînantes, et qui ne s'amendaient par aucun autre moyen.

Il est un moyen de corriger l'eau trop froide pendant les chaleurs, c'est d'y mêler un filet de vinaigre ou d'une liqueur spiritueuse.

(Voir *Cours d'Hygiène populaire*, t. II, p. 127.)

EAU (Filtrage de l'). L'eau, pour servir de boisson, doit être le plus souvent filtrée. On la filtre en la faisant passer à travers une pierre poreuse. Cette pierre poreuse doit être lavée de temps en temps. — On filtre encore l'eau en la passant à travers un lit de cailloux. Il faut choisir les cailloux petits. — On peut enfin la filtrer en la faisant passer sur un lit de charbon. Ce mode de filtrage a l'avantage, non-seulement de clarifier l'eau, mais de la débarrasser de ses mauvaises odeurs.

(Voir *Cours d'Hygiène populaire*, t. II, p. 124.)

ÉCHARDES. On nomme échardes, les petits morceaux de bois qui entrent si souvent dans la main. Il faut les retirer le plus promptement possible. En agissant de la sorte, on facilite la petite opération, et l'on prévient la douleur; — bains de main prolongés.

(Voir *Médecine des Accidents*, p. 304.)

ÉCLAIRAGE. La lumière est nécessaire dans un appartement. Quand le soleil ne la fournit point, il faut y suppléer par une lumière artificielle; de là les lampes, les bougies, les chandelles, etc. — Il faut craindre les lampes qui fument, les bougies mal éteintes, les chandelles soufflées et qui fument encore.

(Voir *Cours d'Hygiène populaire*, t. I, p. 252.)

ÉCORCHURES. Quand le premier feuillet de la peau, c'est-à-dire l'épiderme, est enlevé, on dit que la peau est écorchée. Les papilles nerveuses se trouvant en contact avec l'air ou tout autre corps étranger, elles en éprouvent de très-douloureuses sensations ; c'est ce qui survient après les vésicatoires (voyez *ce mot*), dans les brûlures (voyez *ce mot*). Quant aux écorchures qui suivent les graves maladies, il faut chercher à les prévenir en évitant les plis du linge, en faisant changer les malades de côté ; et puis surtout grande propreté dans le lit, et parfois un peu de poudre d'amidon qui puisse pomper les humidités.

(Voir *Cours d'Hygiène populaire*, t. I, p. 145.)

ÉCORCHURES LÉGÈRES (Remède contre les). Blancs de poireaux noircis dans la poêle avec du beurre.

(Voir *Formules et Recettes*, p. 102.)

EFFORTS (Remèdes contre les). Eau d'Alibourg ; quelques gouttes seulement mêlées à un verre de tisane.

(Voir *Formules et Recettes*, p. 102.)

ÉLECTRICITÉ. Tout corps vivant produit une sorte d'électricité, qu'on appelle électricité vitale. — Accumulée, cette électricité peut causer non-seulement de la douleur, mais une réelle inflammation. Soutirée par l'humidité, l'électricité nous laisse souvent sans activité.

Voir *Cours d'Hygiène populaire*, t. I, p. 133.)

EMBARRAS INTESTINAL (Remède contre les). Limonade au tartrate de soude.

(Voir *Formules et Recettes*, p. 109.)

EMBROCATIONS. Faire une embrocation consiste à étendre sur les régions malades une substance plus ou moins liquide, qui, par sa molle consistance, permet d'exécuter une espèce d'arrosement. L'embrocation n'est point la friction ! elle est surtout employée quand on étend des baumes sur des surfaces douloureuses.

(Voir *Art de soigner les Malades*, p. 78.)

EMPOISONNEMENTS (Soins généraux à donner en cas d'). Dans tout empoisonnement, il surgit deux indications principales : la première est de chercher à faire sortir au plus vite, de l'estomac, la dose de poison qui n'a point été absorbée; la seconde est de neutraliser les effets du poison; en d'autres termes, il faut faire vomir et donner des contre-poisons.

(Voir *Médecine des Accidents*, p. 136.)

ENFANTS (Nécessité d'aguerrir les). Et d'abord il faut les accoutumer un peu aux variations atmosphériques. Les Anglais ont une habitude qu'avait beaucoup recommandé Jean-Jacques : celle de faire laver tous les matins leurs enfants des pieds à la tête avec de l'eau tiède. De bonne heure il faut accoutumer les enfants aux bains, et enfin il est urgent de les habituer aux ténèbres et à la solitude.

(Voir *Santé des Mères et des Enfants*, p. 215.)

ENFANTS (Susceptibilité cérébrale des). Les organes les plus impressionnables de notre organisme sont les deux systèmes nerveux. Tout y retentit, tout s'y porte, surtout chez les enfants. Qu'un refroidissement survienne, et voilà, non pas une fièvre cérébrale qui commence, mais une convulsion qui se déclare; c'est le premier symptôme de l'inflammation. Vite une sangsue derrière chaque oreille. Si l'enfant est fort, une sangsue à la cheville des pieds, quand celles placées derrière les oreilles seront tombées.

(Voir *Santé des Mères et des Enfants*, p. 155 et 159.)

ENGELURES. Inflammation sans gravité qui se déclare spécialement aux extrémités du corps : doigts, orteils. Elles sont généralement causées par les froids humides. Les tempéraments lymphatiques y prédisposent. Deux périodes : la période d'inflammation et la période d'ulcération. Dans la première, appliquez de petits sinapismes ; dans la seconde, pansez l'engelure ulcérée comme une brûlure (voy. ce mot). Souvent au traitement local il faut joindre un traitement général.

(Voir *Santé des Mères et des Enfants*, p. 315.)

ENGELURES (Remèdes contre les). Farine de moutarde noire ; — camphre et baume du Pérou ; — pommade au citron ; — eau salée ; — frictions ammoniacales ; — noix de galle ; — décoction d'écorce de chêne avec alun ; — lessive faite avec la cendre de sarment de vigne ; — décoction de navet ; — décoction de marrons d'Inde ; — colle forte ; — gelée faite avec des rognures de peau de gant ; — encre ; — pomme de terre râpée ; — collodion ; — vin aluminé ; — onguent térébenthine ; — beurre de sureau ; — eau de céleri ; — pommade camphrée avec blanc de céruse.

(Voir *Formules et Recettes*, p. 107 et suiv.)

ENGORGEMENTS GANGLIONNAIRES (Remèdes contre les). Emplâtre de madame Bressan.

(Voir *Formules et Recettes*, p. 105.)

ENROUEMENTS (Remèdes contre les). Sirop d'érysimum avec infusion de tilleul et quelques gouttes d'ammoniaque.

(Voir *Formules et Recettes*, p. 118.)

ENTORSES (Remèdes contre les). Suie et blanc d'œuf; — sulfate de zinc et alcool camphré avec eau de rose et plantain; — cataplasmes de grande consoude, feuilles et racines imbibées d'huile.

(Voir *Formules et Recettes*, p. 119.)

ENVIE (Passion de l'). L'envie est une maladie réelle; elle est injuste. L'apologue de Ménénius l'a bien démontré. Elle est niaise; la fable du *Bœuf et de la Grenouille*, la fable du *Savetier et du Financier*, l'ont prouvé mieux que je ne pourrais le faire. Enfin, l'envie est nuisible à la santé, car elle entrave l'ardeur; elle empêche le sommeil; elle met des obstacles même à la digestion. Le remède de l'envie est la raison.

(Voir *Cours d'Hygiène populaire*, t. II, p. 254 et suiv.)

ÉPILEPSIE (Attaque d'). Voici quels sont les signes caractéristiques d'une attaque d'épilepsie : d'abord un cri, puis perte de connaissance, prostration, bientôt vient l'écume à la bouche et la contorsion des bras, les paupières qui s'entr'ouvrent ne laissent voir que le blanc des yeux.

Cependant toutes les attaques ne sont point aussi tranchées. Il y a perte de connaissance, mais plus de contorsion; la crise est passée en quelques minutes. La perte de connaissance est le symptôme dominant de l'épilepsie.

(Voir *Trois Maladies réputées incurables*, p. 17.)

ÉPILEPSIE (Aura épileptique). Bien que révoqué en doute par un certain nombre d'auteurs, l'Aura épileptique est incontestable. J'ai pu le constater un si grand nombre de fois, que je suis très-catégorique dans cette opinion. L'épilepsie peut partir de toutes les régions du corps, et la preuve que le point de départ est dans ces régions, c'est que si, par une ligature, par des vésicatoires, on parvient à empêcher la transmission de l'influx nerveux morbide au cerveau, l'attaque n'a pas lieu. Nous avons cité trois faits qui le démontrent péremptoirement. Dans l'un, l'épilepsie part du pied; dans l'autre, l'épilepsie part de la main droite; dans le troisième enfin, l'Aura épileptique vague, sans siége, sans résidence choisie, va des pieds aux jambes, des jambes au tronc, du tronc aux membres supérieurs.

(Voir *Trois Maladies réputées incur.*, p. 28 et 47.)

ÉPILEPSIE (Causes de l'). L'épilepsie n'est point toujours une maladie survenue d'emblée, idiopathique, comme on dit en médecine, c'est-à-dire qu'elle ne part pas toujours directement du cerveau. Un nerf malade, une lésion intérieure, peuvent amener des accidents épileptiques, comme une petite blessure faite au bout du pied, au bout des doigts, amène parfois des accidents tétaniques.

(Voir *Trois Maladies réputées incurables*, p. 24.)

ÉPILEPSIE (Divers genres d'). On distingue : l'épilepsie

entéralgique, l'épilepsie gastralgique, l'épilepsie cardial-
gique, l'épilepsie thoracique provenant du poumon, et
une épilepsie occasionnée par les organes dont nous
avons parlé dans nos ouvrages confidentiels, et que nous
demandons la permission d'appeler épilepsie spéciale.
De plus, il est encore des épilepsies héréditaires, des
épilepsies qui tiennent à la pauvreté ou à la surrichesse
du sang; je les appelle épilepsies chlorotiques et épilepsies pléthoriques.

(Voir Trois Maladies réputées incurables,
de 47 à 61.)

ÉPILEPSIE (Gravité de l'). Abandonnée à elle-même,
l'épilepsie se termine infailliblement par l'idiotisme, la
décrépitude et l'aliénation mentale. Donc il faut chercher tous les moyens possibles pour arrêter une si
grave maladie.

(Voir Trois Maladies réputées incurables, p. 19.)

ÉPILEPSIE (Modificateurs trop peu connus). Ce sont
les lavages généraux du corps entier qui désélectri-
sent; ou les courants électriques qui modifient le système nerveux; car l'excès d'électricité vitale, ou le
manque d'électricité, peuvent produire des désordres
identiques.

(Voir Trois Maladies réputées incurables,
p. 100 et suiv.)

ÉPILEPSIE (Moyens contre l'). Dans les Formules et
Recettes j'ai indiqué quelques moyens vantés contre
l'épilepsie; je l'ai fait aussi, mais en ayant soin de ne
point me reproduire, dans les Maladies réputées incurables. Ainsi, j'ai parlé de la poudre talpine, du remède

de M. Waissemann, du gui donné en poudre, et surtout du caillelait des marais (*galium*) employé en sirop, en tisane et en lotions.

(Voir *Trois Maladies réputées incurables*, p. 129 et suiv.)

ÉPILEPSIE (Moyen hygiénique contre l'). Toutes les personnes atteintes d'épilepsie doivent porter de la flanelle sur la peau, coucher sur le crin (tête et corps), avoir une alimentation simple mais substantielle, éviter les aliments liquides trop chauds, le vis-à-vis du feu, le voisinage des poêles, éviter surtout toute fatigue intellectuelle.

(Voir *Trois Maladies réputées incurables*, p. 120.)

ÉPILEPSIE (Traitement de l'). Pour bien traiter un épileptique, il est important de rechercher la cause de sa maladie, voir s'il s'agit d'une épilepsie symptômatique ou idiopathique, rechercher surtout s'il s'agit d'un vice général, strumeux, goutteux ou spécifique. Contre les épilepsies dont l'Aura est bien reconnu, suivant l'expression de Récamier, on doit chercher à tuer l'Aura sur place par des vésicatoires ou des cautères, par l'électricité, le chloroforme; il faut modifier, régénérer; mais surtout, s'il s'agit d'un membre, empêcher par une ligature que l'on ne serre bien fort qu'à la menace d'une crise, l'Aura de monter jusqu'au cerveau (voir l'observation *Trois Maladies réputées incurables*, p. 32). Dans les épilepsies causées par un vice général, évidemment il faut attaquer ce vice général, tantôt il s'agit d'exostoses, tantôt c'est un principe rhumatismal ou goutteux. L'épilepsie n'étant plus qu'un effet, on ne peut la modifier sans chercher à en combattre la cause; mais il est un genre d'épilepsie terrible et bien difficile à traiter, genre d'épilepsie que le profond Récamier parvenait à modifier avec un bonheur inattendu, c'est l'épilepsie idiopathique. L'illustre professeur partait de ce principe que, ne reconnaissant aucune cause spéciale, voyant une perturbation dangereuse, aux habitudes et perturbations maladives, il fallait opposer des habitudes et perturbations médicamenteuses. L'attaque d'épilepsie revenait tous les quatre à cinq jours ; Récamier, après avoir ordonné un traitement préparateur, conseillait les perturbations d'un vomitif ; immédiatement après, quelques médicaments calmants ; et puis : de la ténacité, ténacité telle, que je l'ai vu en un mois faire vomir huit ou dix fois un jeune et intéressant malade. M. Herpin, de Genève, dans un ouvrage des plus remarquables, a beaucoup vanté l'oxyde de zinc. J'en ai vu de très-bons résultats. Récamier a beaucoup employé l'acétate de plomb joint à l'extrait de stramonium ou de jusquiame.

(Voir *Trois Maladies réputées incurables*,
p. 64 et suiv.)

ÉPINE VINETTE. Les fruits de cet arbrisseau sont tempérants, délayants, et permettent de préparer une tisane fort analogue à la limonade. Ses feuilles, son écorce, sa racine, sont douées d'une vertu diurétique incontestable.

(Voir *Botanique médicale*, p. 151.)

ÉPUISEMENTS (Remèdes contre les). Mixture analeptique : extrait de sang de bœuf.

(Voir *Formules et Recettes*, p. 120.)

ÉRÉTHISME. On donne le nom d'éréthisme à la surimpressionnabilité du système nerveux. C'est une tension, une fatigue souvent, que je comparerais volontiers à l'éblouissement qui survient après les excès de travail, et surtout après les fatigues débilitantes d'une longue maladie. M. Récamier comparaît le système nerveux d'un malade, aux cordes d'un violon tendues outre mesure. Gare aux sons faux et criards !

(Voir *Cours d'Hygiène populaire*, t. II, p. 242.)

ÉRYSIPÈLE. L'érysipèle est le plus souvent causé par un embarras des tubes digestifs. C'est une maladie sans gravité sans doute, mais l'éruption qu'elle produit à la peau, voyage, s'efface ici, se déclare là, et va jusqu'à produire d'assez graves accidents si elle arrive à la tête. Purgatifs, vomitifs; point de cataplasmes, point de spiritueux ni d'astringents. Des applications graisseuses, ou mieux de la poudre sèche de farine ou d'amidon. Comme la plupart des maladies éruptives, l'érysipèle dure de sept à neuf jours.

(Voir *Santé des Mères et des Enfants*, p. 273.)

ESQUINANCIE (Remède contre l'). Jus de citron salé, extérieurement appliqué sur la gorge.

(Voir *Formules et Recettes*, p. 122.)

ESTOMAC. (Voir au mot *Digestion, anatomie et mécanisme de la digestion.*)

ESTOMAC (Remèdes contre les faiblesses d'). Cotignac de graines de roses; — baume de vie; — infusion de gingembre; — teinture de gingembre; — vin d'angélique; — conserve de fruits de génévrier; — eau distillée d'anis vert dans un verre d'eau sucrée; — tablettes à la

magnésie et au sous-nitrate de bismuth; — teinture
d'écorce d'orange; — eau des six graines (coriandre,
fenouil, anis, carottes, panais, chervis).

(Voir Formules et Recettes, p. 122.)

EUPATOIRE. Les racines de cette plante sont regardées
comme pouvant remplacer la rhubarbe. On les fait dessécher, on les prend en poudre et elles purgent doucement.

(Voir Botanique médicale, p. 181.)

EUPHORBE ÉPURGE. Le suc d'euphorbe est un véritable
poison. Les paysans qui veulent se purger en mâchant
ses feuilles, quoique sans les avaler, courent souvent de
graves dangers.

(Voir Botanique médicale, p. 246.)

EUPHRAISE. Deux ou trois gouttes du suc de cette
plante fraîche donnent un collyre excellent pour les
yeux.

(Voir Botanique médicale, p. 294.)

EXANTHÈMES. Les plus bénignes de toutes les maladies dartreuses. Elles se reconnaissent à des taches
rouges superficielles, dont les piqûres d'ortie ou les
morsures de puces peuvent donner une idée.

(Voir Trois Maladies réputées incurables, p. 138.)

EXERCICE DE LA MÉDECINE. Tout le monde doit être
un peu médecin, le prêtre surtout. Il est cependant,
pour les autorités ecclésiastiques, des craintes légitimes.
Elles ne veulent pas qu'un ecclésiastique soit poursuivi
par des médecins et en butte aux inconvénients d'un

procès. Mon opinion est que le prêtre, non-seulement a le droit, mais *doit* exercer un peu de médecine. Les conseils qu'il pourra donner le mettront bien avec ses paroissiens ; il arrivera facilement près des malades, et il pourra en profiter pour gagner des âmes à Dieu.

(Voir *Avis au Clergé*, p. 179.)

EXERCICE DE LA MÉDECINE (Loi relative à l'). La loi est formelle ; l'exercice illégal de la médecine est prohibé dans les articles 35 et 36 de la loi du 19 ventôse an II ; mais il suffit de lire le texte de la loi pour être convaincu que les législateurs n'ont voulu frapper que ceux qui feraient, sans les garanties suffisantes, le *métier* de médecin et non la médecine de charité et de dévouement. C'était après une longue anarchie, pendant le long silence des lois, où des hordes d'empiriques se répandaient dans les campagnes, que l'on a voulu mettre un terme à cette calamité ; mais voici une décision formelle et mémorable, qui porte la date du 8 vendémiaire an IV :

« Le conseil d'État, qui, d'après le renvoi fait par Sa Majesté Impériale et Royale, a entendu le rapport de la section de l'intérieur sur celui du ministre des cultes, exposant que les prêtres, curés ou desservants, éprouvent des désagréments à *raison des conseils ou soins qu'ils donnent à leurs paroissiens malades,* demande l'autorisation d'écrire aux préfets que l'intention de Sa Majesté, n'est pas que les curés soient troublés dans l'aide qu'ils donnent à leurs paroissiens, *par leurs secours et leurs conseils dans leurs maladies, pourvu qu'il ne s'agisse d'aucun accident qui intéresse la santé publique, qu'ils ne signent ni ordonnances ni consultations, et que leurs visites soient gratuites.*

« En conséquence, est d'avis,

« Qu'en se renfermant dans les limites tracées dans le rapport du ministre des cultes ci-dessus analysé, les curés et desservants, n'ont rien à craindre des poursuites de ceux qui exercent l'art de guérir, ou du ministère public chargé du maintien des règlements, puisqu'*en donnant seulement des conseils et des soins gratuits* ils ne font que ce qui est permis à la bienfaisance et à la charité de tous les citoyens, ce que nulle loi ne défend, ce que la morale conseille, ce que l'administration provoque, et qu'il n'est besoin, pour assurer la tranquillité des curés et des desservants, d'aucune mesure particulière. »

(Voir Avis au Clergé, p. 186.)

EXERCICE ILLÉGAL DE LA MÉDECINE (Commentaire relatif à l'). On doit lire la loi, et il faut y réfléchir; il faut que les soins donnés soient absolument gratuits; pas le moindre cadeau, pas la moindre ordonnance écrite. Très-peu de médicaments, et des médicaments sans danger; mais il est un moyen d'élargir la marge, que le prêtre se mette bien avec le médecin, et qu'il lui démontre qu'il ne veut point empiéter sur ses droits. Il est une clause bizarre dans la loi, et sur laquelle il faut réfléchir plutôt deux fois qu'une. La loi approuve la médecine de charité et ceux qui s'y livrent : « Ceux qui s'y livrent, dit-elle, ne font que ce qui est permis à la bienfaisance, ce que la morale conseille, ce que l'administration provoque, pourvu, dit le décret, qu'il ne surgisse aucun accident qui intéresse la santé publique. » Cela veut-il dire que pendant les graves épidémies la médecine de charité soit totalement proscrite? non, elle est souvent la première debout, la seule efficace; mais toutes les maladies qui intéressent la santé publique, maladies contagieuses, ou maladies sans danger, telles que rougeole, scarlatine, grippe, etc., doivent-elles être soignées exclusivement par des médecins ? c'est là probablement ce qu'a voulu dire la loi, et c'est pourquoi, dans tous les cas de maladies réputées contagieuses, épidémiques, les personnes qui par charité se dévouent aux soins des malades, feront bien d'exiger la visite, ou tout au moins l'autorisation du praticien de leur contrée.

(Voir *Avis au Clergé*, p. 172 à 214.).

EXERCICE PHYSIQUE. Il est deux sortes d'exercice physique, l'exercice passif et l'exercice actif. L'exercice passif est celui qui se prend à cheval, en voiture ; l'exercice actif est celui qui se prend à pied. L'exercice est un des meilleurs stimulants de la digestion. Il y a avantage à le prendre immédiatement avant d'avoir mangé plutôt qu'immédiatement après.

(Voir *Cours d'Hygiène populaire*, t. II, p. 67.)

EXTRÊME ONCTION (Préjugé contre l'). L'extrême onction n'a jamais tué personne, et dans bien des maladies même, elle a été d'un grand secours.

(Voir *Art de soigner les malades,* p. 317.)

F

FAIBLESSE GÉNÉRALE (Remèdes contre la). Bains salés; — sirop d'écorce d'orange avec *quassia amara* et cachou; — vin antiscorbutique; — eau de la reine de Hongrie; — vin de quinquina; — sang de bœuf.

(Voir *Formules et Recettes*, p. 199.)

FAIM. La faim, exagération de l'appétit, est le véritable appel d'un organisme menacé de défaillance. Faut-il la stimuler? Oui, quelquefois. Mais, point de stimulants artificiels; des stimulants naturels : la distraction, la marche, le grand air.

(Voir *Cours d'Hygiène populaire*, t. II, p. 66.)

FEMMES (Hygiène des). Les petites filles au berceau réclament des soins tout spéciaux, une propreté extrême. Il faut avoir bien soin que les poudres de riz employées généralement pour combattre les rougeurs qu'engendrent les humidités urinaires ne stagnent, c'est-à-dire ne séjournent pas trop longtemps. La petite fille de sept à douze ans doit être laissée libre dans ses mouvements, dans ses habits et dans ses jeux. L'établissement de la menstruation réclame des soins particuliers. A mon avis, il est bon de prévenir la jeune fille (prudemment), de l'hémorragie fonctionnelle qui doit lui survenir; puis il faut tenir la jeune fille dans les conditions de santé les meilleures et laisser agir la nature; ce n'est qu'en dernier ressort que l'on doit avoir recours à certains médicaments. On doit éviter tout ce qui pourrait arrêter la menstruation; la peur, le froid, comme toute commotion physique ou morale. Toutefois, il faut se garder des scrupules hygiéniques. Il est nécessaire de se garnir; à ce sujet, il existe des erreurs, des préjugés qu'il est important de combattre. Les lavages sont indispensables, et, suivant l'impressionnabilité, ils peuvent se faire à l'eau tiède ou à l'eau froide.

(Voir *Santé des Femmes*, p. 58 à 85.)

FÉNUGREC. Je ne puis mieux recommander la farine fournie par le fénugrec qu'en la comparant à la farine de graine de lin.

(Voir *Botanique médicale*, p. 47.)

FENÊTRES. Nous parlerons de la nécessité des fenêtres à l'article *habitation;* mais nous ne voulons pas laisser passer ce mot sans redresser deux ou trois petits préjugés. On s'imagine à tort dans nos campagnes que les fenêtres peuvent être petites. Il faut qu'elles soient en rapport avec l'habitation. Les fenêtres à volets restant toujours fermées, et ne laissant point passer de lumière, bien qu'elles permettent d'entrer un peu d'air atmosphérique, sont cependant insuffisantes aux habitations.

Enfin, il est fort dangereux de laisser les fenêtres ouvertes pendant les chaleurs de l'été; on a vu s'ensuivre d'affreux rhumatismes, et non-seulement des rhumes, mais des fluxions de poitrine.

(Voir *Cours d'Hygiène populaire*, t. I, p. 242.)

FÉNOUIL. L'infusion théiforme de semences de fenouil ramène le lait, dit-on, chez les nourrices.

(Voir *Botanique médicale*, p. 289.)

FIÈVRE CÉRÉBRALE. C'est le résultat de l'inflammation, non pas d'abord du cerveau lui-même, mais des enveloppes qui l'enlacent, et se trouvent à l'intérieur du crâne. Sous l'influence de cette inflammation, il y a fluxion sanguine, gonflement anormal, pression par conséquent sur la masse cérébrale ; de là tous les symptômes qui effrayent : le délire, la paralysie momentanée, les convulsions, etc. Je me suis posé des limites en écrivant les livres de l'*Encyclopédie de la Santé*, car il est évident que dans les maladies graves il faut avoir recours à un homme expérimenté et lui laisser toute liberté d'action ; mais j'ai cru devoir dire quelques mots sur la fièvre cérébrale (*Méningite des auteurs*) parce qu'elle tombe bien souvent sur les enfants d'une nature si inflammable ! Il faut principalement pour la combattre : saignée, dérivatifs, purgatifs, etc.; — surtout, j'en ai parlé, parce que j'ai pu indiquer contre cette affection deux moyens peu connus et souvent d'une étrange efficacité : les affusions et les irrigations continues (voyez ces mots).

(Voir *Santé des Mères et des Enfants*, p. 278.)

FIÈVRE TYPHOIDE (Cause de la). Toute cause débilitante peut déterminer la fièvre typhoïde. La fièvre typhoïde n'est pas absolument contagieuse ; elle est épidémique dans certain cas. La peur qu'elle produit sur les populations, la propage.

(Vo   *Petites et grandes Misères*, p. 176.)

FIÈVRE TYPHOIDE (Convalescence de la). La convalescence après cette maladie réclame de grandes précautions dans le régime alimentaire. Le malade débilité voudrait manger, mais une indigestion peut le perdre ; il faut manœuvrer avec une excessive précaution.

(Voir *Petites et grandes Misères*, p. 189.)

FIÈVRE TYPHOIDE (Effet de la). Elle porte spécialement son action sur le tube digestif, dont elle enflamme certaines plaques, appelées plaques de Peyer. On a même prétendu que le point de départ de la fièvre typhoïde était dans les intestins ; mais pourtant des gens atteints de fièvre typhoïde ont succombé avant d'avoir la moindre inflammation intestinale. La circulation est appauvrie ; le système musculaire est dans une débilitation désolante ; l'appareil nerveux entre dans un éréthisme qui fait peur. La fièvre typhoïde générale, à son début, tend à localiser son action et, de là, les accidents cérébraux, les accidents de poitrine, etc.

(Voir *Petites et grandes Misères*, p. 169 à 175.)

FIÈVRE TYPHOIDE (Exagération de cette dénomination). Tout est fièvre typhoïde aujourd'hui. Le mot effraie ; la fièvre typhoïde, épidémique surtout, est assez grave. Il nous importe de calmer les alarmes. La fièvre typhoïde, autrefois fièvre muqueuse, autrefois fièvre putride, n'a rien d'analogue avec le typhus pestilentiel, qui frappe ses victimes d'une façon aussi inexorable que la rage. Pour bon nombre de médecins, toute maladie douteuse, toute fièvre d'un mauvais caractère, toute affection qui ne suit pas sa marche naturelle est une fièvre typhoïde, et le professeur Cayol, disait avec

grande raison, que nous vivions en pleine ère de ty-
phoïdisme. Exagération ! exagération !

(Voir *Petites et grandes Misères*, p. 164.)

FIÈVRE TYPHOIDE (Marche de la). La fièvre typhoïde
a d'ordinaire une marche régulière ; elle marche sept
jours par sept jours. Chaque septenaire est marqué par
des exaspérations ou des moments de trève et de repos.

(Voir *Petites et grandes Misères*, p. 375.)

FIÈVRE TYPHOIDE (Nature de la). La fièvre typhoïde
n'est point seulement une fièvre inflammatoire, une
fièvre exanthématique, mais bien, suivant l'expression
de Récamier, une fièvre biosique, c'est-à-dire une fièvre
portant spécialement sur la vitalité.

(Voir *Petites et grandes Misères*, p. 167.)

FIÈVRE TYPHOIDE (Traitement de la). Le traitement
préventif consiste à éloigner toute cause débilitante.
Les purgatifs salins deviennent ensuite d'un grand secours, mais il n'en faut point faire abus. Les saignées
sont quelquefois nécessaires, mais il faut toujours
craindre la débilitation. Du reste, la fièvre typhoïde
changeant d'aspect à chaque septenaire, chaque crise
peut nécessiter une médication différente.

(Voir *Petites et grandes Misères*, p. 183 à 188.)

FIÈVRE (Remèdes contre le frisson de la). Décoction
de roses fraîches ; — poudre de fusil, mise dans un
ognon et appliquée sur le bras ; — pimprenelle et ail
dans du vin blanc ; — raisin de Corinthe, houblon et sel
broyés ensemble et appliqués sur le poignet ; — poudre
de feuilles de grande sauge, mêlée avec le jaune d'un

œuf frais ; — jus de plantain et de chicorée sauvage avec absinthe, romarin et sucre ; — décoction faite avec des feuilles d'olivier, écorce intérieure de saule et germandrée.

(Voir Formules et Recettes, p. 129.)

FIÈVRES INTERMITTENTES (Remèdes contre les). Sel marin ; — transpiration forcée avant la crise ; — vin d'*acorus calamus ;* — vin dans lequel on a fait bouillir un œuf sans le casser ; — feuilles de scolopendre, avec cerfeuil, pimprenelle et séné, on y ajoute des pommes de reinette et de la réglisse.

(Voir Formules et Recettes, p. 139.)

FILIPENDULE. Plante plutôt alimentaire que médicamenteuse. On s'en sert cependant dans les dyssenteries.

(Botanique médicale, p. 120.)

FISSURE ANALE. Le sphincter, ou porte inférieure du tube digestif, subit toutes les secousses de la constipation. Souvent il arrive que la muqueuse s'éraille, se fendille, de là des douleurs intolérables et qui nécessitent des cautérisations, des bains prolongés, en un mot, les soins d'un médecin (voyez *Contracture.*)

(Voir Santé des Femmes, p. 270.)

FLANELLE. La flanelle sur la peau est un vêtement que rendent souvent nécessaire les variations atmosphériques de notre climat. On en a beaucoup exagéré la tyrannie. Il faut quitter la flanelle au lit : au lit, du reste, elle nous est inutile, puisque nous n'y changeons point de température, et en ne portant la flanelle qu'en dehors du lit, on en économise les bienfaits.

(Voir Cours d'Hygiène, t. I, p. 196.)

6.

FLATUOSITÉS. Poudre stomachique à base de magnésie, avec écorce d'orange et bois de quassia amara.

(Voir Formules et Recettes, p. 140.)

FLEURS. Les fleurs sont choses charmantes, sans doute;
mais les fleurs très-odorantes ne peuvent rester la nuit
sans inconvénients dans les appartements habités. Elles
déterminent dans ce cas des maux de tête, des syncopes
et souvent jusqu'à la paralysie.

(Voir Cours d'Hygiène populaire, t. I, p. 244.)

FOIE (Remèdes contre les maladies du). Lavements
adoucissants et répétés; — jus de bourrache; — décoction des racines de chicorée sauvage, chicorée blanche,
chiendent, argentine, graines d'anis et de fenouil.

(Voir Formules et Recettes, p. 140.)

FOMENTATIONS. On appelle fomentations, l'application sur les parties malades, d'un liquide médicamenteux ; par exemple, la décoction de racine de
guimauve. Cette application doit être faite par l'in-
termédiaire de compresses de toile ou de flanelle. —
On plonge cette flanelle dans le liquide en ébullition;
on l'en tire avec des pincettes; on laisse égoutter; on
tord aussitôt que la chaleur le permet; puis on plie la
flanelle en plusieurs doubles, et on l'applique sur les
régions malades.

(Voir Art de soigner les Malades, p. 77.)

FONGOSITÉS UTÉRINES. Parfois, il se produit sur le col
de l'utérus des fongosités, des espèces de réseaux vari-
queux, qui semblent des robinets toujours ouverts, et

par lesquels le sang passe sans cesse. Il faut détruire et pour cela s'en rapporter à un médecin compétent. — En pareille circonstance, les astringents, les anti-hémorragiques ne produisent aucun effet. Il s'agit de cautérisation ; mais cette cautérisation bien faite n'a rien de très-douloureux, et est toujours efficace.

(Voir *Santé des Femmes,* p. 194.)

FOSSES NASALES. L'ouverture du nez est partagée en deux par une cloison médiane. De chaque côté se trouvent des espèces d'ailes, qu'on appelle narines, à l'intérieur desquelles sont les fosses nasales. — Les fosses nasales ne sont point aussi simples qu'on pourrait le croire, car elles renferment trois petits appendices, que l'on appelle des cornets. Ces cornets, rangés d'étage en étage, expliquent la difficulté d'un tamponement, c'est-à-dire la difficulté d'arriver au conduit où les narines communiquent avec l'arrière-gorge. — Les fosses nasales ne sont pas seulement en communication avec l'air atmosphérique, elles sont aussi en communication avec les yeux, par le point, le sac et le canal lacrymal (voir *OEil, anatomie de l'œil*), et par la trompe d'Eustache, avec le canal intérieur de l'oreille.

(Voir *Cours d'Hygiène populaire*, t. II, p. 168.)

FOUGÈRES. Les racines de fougères ont un goût très-amer, dont on tire une sorte de fécule considérée comme bon vermifuge. En tisane ou en alcoolat, les fougères ont toujours été considérées comme anthelmintiques.

(Voir *Botanique médicale*, p. 218.)

FOULURES. Pour arrêter les inconvénients d'une foulure, il faut la soigner le plus vite possible; commencer par mettre, dans l'eau, pendant deux ou trois heures de suite, s'il est besoin, le membre foulé. — Si l'eau froide, dans laquelle on plonge le membre foulé, pouvait, pour ainsi dire, devenir une eau courante, c'est-à-dire être sans cesse renouvelée, elle n'en serait que plus efficace. Après cette première opération, on entoure le membre d'un résolutif, et on le laisse dans un complet repos.

(Voir *Médecine des Accidents,* p. 275.)

FOULURES (Remèdes contre les). Eau vulnéraire spiritueuse; — huile de chaux.

(Voir *Formules et Recettes,* p. 141.)

FOURMIS (Piqûres de). Même traitement que pour les piqûres d'araignées. (Voyez ce mot.)

(Voir *Médecine des Accidents,* p. 230.)

FRACTURES. Toutes les fois qu'un os est cassé, nonseulement il y a douleur, mais désordre intérieur, menace de dépôt et d'inflammation. Tout mouvement, après une cassure, devient une prédisposition aux complications. — Les fractures remises en place et bien maintenues se soudent toutes seules; l'important est de les surveiller pour bien savoir si elles restent en place et s'il ne se fait point d'abcès du côté de la blessure.

Il est imprudent, si la fracture est compliquée, c'est-à-dire si elle est multiple, d'appliquer un bandage fixe qui ne permet plus d'examiner le membre brisé; mais quand toute crainte d'inflammation est passée, quand la fracture est simple et sans complication, les bandages inamovibles rendent de véritables services. — C'est le bandage de Sculptet, qui permet de maintenir en place et de surveiller tous les jours un membre brisé; il permet en outre l'application de topiques, de sangsues. — Ce bandage ne peut être bien appliqué que par un médecin.

(Voir *Médecine des Accidents*, p. 280.)

FRAICHEURS (Topique contre les). Son, avoine, verveine et fleurs de sureau, fricassés dans une poêle avec du vinaigre et renfermés ensuite dans un sachet.

(Voir *Formules et Recettes*, p. 142.)

FRAISIER. Ses feuilles et ses racines donnent une tisane astringente fort employée dans les maux de gorge ; très-utile dans le cas d'urines sanguinolentes.

(Voir *Botanique médicale*, p. 191.)

FRAXINELLE. Vantée contre les fièvres intermittentes, contre la peste même. — L'écorce des racines, seule employée, n'a de vertu positive que ses qualités stimulantes.

(Voir *Botanique médicale*, p. 80.)

FRICTIONS. On nomme friction, le frottement fait avec un corps étranger ou une surface vivante sur une région du corps. — On en tire grand parti en médecine. — C'est le plus facile, mais aussi le plus léger des *dérivatifs*.

(Voir *Cours d'Hygiène populaire*, t. I, p. 174.)

FROID. Quand le froid est modéré, et quand il est sec, il donne aux corps vivants une activité particulière. Le froid humide, au contraire, engendre les rhumatismes et les scrofules. — Le passage du chaud au froid exige des transitions. — Il serait très-imprudent, sous prétexte de se réchauffer les pieds gelés, de les tremper dans l'eau chaude.

> (Voir *Cours d'Hygiène populaire*, t. I, p. 139 et 141.)

FROMAGES. Il est deux sortes principales de fromages : les fromages à la crême et les fromages conservés. — Les premiers sont rafraîchissants, mais ne réussissent point à tous les estomacs. — Les fromages faits, à cause du sel et du bicarbonate de soude qu'ils renferment, facilitent la digestion.

> (Voir *Cours d'Hygiène populaire*, t. II, p. 101.)

FROMENT. En dehors de ses propriétés alimentaires, la farine de froment possède encore des vertus médicamenteuses. — Appliquée sur des surfaces enflammées, sur des érysipèles, elle semble en arrêter l'irritation. Elle calme toujours la douleur.

> (Voir *Botanique médicale*, p. 48.)

FRUITS. Les fruits sont de bons aliments; mais il n'en faut pas faire abus. — Trop verts, ils déterminent des accidents gastriques; trop mûrs, ils ne contiennent guère de qualités alimentaires.

Les fruits rouges : cerises, groseilles, sont d'une acidité qu'il faut surveiller sans la craindre.

Les fruits à noyaux, tels que pêches, prunes, abricots, exigent une grande maturité.

Quant au raisin, aux poires et aux pommes, tout le

monde sait combien, mangés trop verts, ils amènent d'inconvénients.

(Voir *Cours d'Hygiène populaire*, t. II, p. 100.)

FUMETERRE. Plante tonique, dépurative et vermifuge. On en pile les feuilles et l'on en donne le suc exprimé.

(Voir *Botanique médicale*, p. 220.)

G

GANGRÈNE (Remèdes contre la). Compresses imbibées d'une solution d'alun faite dans de l'eau et du vinaigre.

(Voir *Formules et Recettes*, p. 149.)

GAROU. L'écorce du garou est éminemment vésicante. C'est avec cette écorce que les pharmaciens préparent une pommade excellente pour faire durer les vésicatoires.

(Voir *Botanique médicale*, p. 247.)

GENÊT A BALAI. Les graines de cet arbuste réduites en cendre, puis tamisées, donnent le moyen de préparer une lessive résolutive fort efficace parfois contre les tumeurs et engorgements.

(Voir *Botanique médicale*, p. 153.)

GENÈVRIER. En mettant macérer de vingt à trente grammes des fruits de cet arbre, dans une carafe d'eau froide, on obtient une boisson agréable et qui agit manifestement sur les voies urinaires.

(Voir *Botanique médicale*, p. 172.)

GENÉVRIER SABINE. Arbre doué de propriétés abortives et dangereuses.

(Voir *Botanique médicale*, p. 284.)

GENTIANE. Cette plante, par son amertume, est essentiellement tonique. — On fait bouillir la racine, coupée par petits morceaux; puis on sucre à volonté. C'est une préparation excellente pour les enfants scrofuleux.

(Voir *Botanique médicale*, p. 909.)

GERÇURES. Les gerçures du sein chez les nourrices, et les crevasses qu'elles déterminent, produisent des abcès souvent bien dangereux. — Il ne faut point y opposer un faux courage. — Des bouts de sein artificiels parviennent souvent à prévenir bien des dangers.

(Voir *Santé des Mères et des Enfants*, p. 46.)

GERÇURES *des lèvres et des mains* (Remèdes contre les). Pommade préparée avec du beurre, de la cire vierge et du bon vin rouge; — pommade de concombre, pommade à la rose ou pommade rosat; — pommade avec l'huile de laurier; — pommade préparée avec du beurre et du raisin noir.

(Voir *Formules et Recettes*, p. 144.)

GERMANDRÉE (Nommée vulgairement petit chêne). On choisit parmi les plantes de cette espèce celles qui sont les plus riches en tiges, les mieux garnies en feuilles. L'infusion de la germandrée est fort utile dans les affectionsstrumeuses et scorbutiques.

(Voir *Botanique médicale*, p. 81.)

GERMANDRÉE IVETTE. Le suc de cette plante, l'infusion de ses feuilles sèches ont été très-vantées contre les rhumatismes.

(Voir *Botanique médicale*, p. 278.)

GIBIER. La chair du gibier est brune et fortement aromatique. Sa densité est telle qu'il faut souvent, pour la manger, attendre qu'elle soit un peu faisandée. Cette viande convient aux estomacs robustes, mais elle est d'assez difficile digestion.

(Voir *Cours d'Hygiène populaire*, t. II, p. 107.)

GLAIRES (Remèdes contre les). Elixir antiglaireux de Guillié.

(Voir *Formules et Recettes*, p. 147)

GLANDES HUMAINES (Testes). Les glandes humaines sont pour l'homme ce que l'utérus est pour la femme. Elles constituent son sexe, son caractère, ses attributions. Les glandes humaines ne logent point dans la cavité abdominale ; elles ont un appartement spécial où elles ne descendent souvent qu'à l'âge de la puberté. Cet appartement, formant sac, a été comparé à une bourse, et comme il est séparé en deux, il a été appelé les bourses. Ces glandes sont composées de bien des feuillets. En procédant de l'extérieur à l'intérieur, nous trouvons : le scrotum, le dartos, la tunique érythroïde, la tunique fibreuse et la tunique albuginée.

(Voir pour plus de détails, *Maladies viriles*, de la page 69 à la page 77.)

GLANDES SALIVAIRES. Sous la muqueuse qui tapisse la langue, les joues et l'arrière-gorge, se trouvent de pe-

tites aspérités. En les touchant, on sent une grosseur
qui n'est autre chose que la glande salivaire chargée
de sécréter un liquide acide et salé, qui prépare le-bol
alimentaire à la grande transformation digestive.

(Voir *Cours d'Hygiène populaire*, t. I, p. 287.)

GLOBULAIRE. On jette dans un litre d'eau une poignée de feuilles desséchées de cette plante. On laisse
bouillir douze à quinze minutes, et l'on obtient ainsi
une tisane purgative et sans dangers.

(*Botanique médicale*, p. 182.)

GOITRE (Remède contre les). Éponge pulvérisée ; —
éponge et papier gris.

(Voir *Formules et Recettes*, p. 150.)

GORGE (Remède contre les maux de). Sinapismes sur
la gorge et gargarismes aluminieux, — application d'un
cataplasme préparé avec de la brunelle, que l'on pile
dans du beurre frais ; — fumigations de poireaux, que
l'on a fait cuire dans de l'eau et du vinaigre ; — gargarismes émollients ou gargarismes astringents, — gargarismes avec du lait et des figues grasses, — gargarismes
avec décoction d'écorce de chêne et un peu d'alun.

(Voir *Formules et Recettes*, p. 154.)

GOURMANDISE. La gourmandise, qui se jette brutale-
ment sur les aliments et en fait manger outre mesure,
est souvent une faute d'éducation. — Trop de parents
s'évertuent à flatter et non à régler les appétits de leurs
enfants, de sorte qu'il en résulte une habitude, une tyrannie. — Plus l'estomac reçoit, plus il veut recevoir. La

gourmandise ravale l'homme au-dessous de la brute ; car la bête, conseillée par son instinct préservateur, ne mange généralement que ce dont elle a besoin. En outre, cette passion devient une cause de ruine, ruine morale et ruine physique. La fourchette a fait plus de victimes que les batailles les plus terribles, que les combats les plus meurtriers.

(Voir *Cours d'Hygiène populaire*, t. II, p. 264.)

GOURMES. La plupart des enfants au berceau sont sujets à une éruption qui fait le désespoir de leur mère. Comme ils sont essentiellement lymphatiques, l'abondance de lymphe amène, non-seulement des engorgements, mais des efflorescences et des croûtes qui sont sans danger.

L'homme n'est point le seul animal atteint de la gourme ; les animaux et les animaux domestiques surtout y sont sujets. La gourme, par son travail épurateur, met à l'abri d'une foule de maladies. On peut aider la chute des croûtes, adoucir les démangeaisons des boutons par des onctions grasses ; mais respect à la gourme, et, plutôt que de la faire passer, prenez tous les moyens pour la faire avantageusement sortir. La décoction de pensée sauvage est spécialement efficace ; l'huile de foie de morue a été tout récemment vantée. Si les boutons deviennent abcès, si les ganglions arrivent à suppuration, on les panse comme on panse les plaies ordinaires. (Voyez le mot *Pansement.*)

(Voir *Santé des Mères et des Enfants*, p. 128.)

GOUT (Anatomie des organes du). Le goût se perçoit, non-seulement par le palais, mais par les lèvres, par les gencives, et même par l'intérieur des joues.

GOUT (Hygiène des organes du). Les gencives recouvrant les os maxillaires nécessitent de soins spéciaux; elles se tuméfient chez les gens sanguins; elles s'atrophient chez les personnes à sang trop pauvre. Dans les tuméfactions, elles saignent, et c'est un inconvénient qu'il faut empêcher. Le moyen à employer est bien simple : prendre de l'huile d'olive, presser dans cette huile un peu de jus de citron, battre de façon à ce que le mélange soit complet. On plonge ensuite le doigt dans cette préparation, puis on le passe sur les gencives.

(Voir *Cours d'Hygiène populaire*, t. I, p. 242.)

GOUT (Hygiène du). L'abus des excitants exagère l'action des glandes salivaires, émousse les facultés dégustatrices.

(Voir *Cours d'Hygiène populaire*, t. I, p. 290.)

GOUT (Répugnance du). Il n'est point nécessaire de chercher à vaincre toutes les répugnances du goût. La répugnance pour certains aliments peut tenir à une idiosyncrasie particulière ; puis l'estomac a des appréhensions qu'il ne faut point laisser devenir tyranniques, mais qui sont parfois d'assez importantes indications.

(Voir *Cours d'Hygiène populaire*, t. I, p. 291.)

GOUTTE (Remède contre la). Chocolat anti-goutteux, remède américain à base de quinquina et de cacao caraque : plus sucre, farine, etc. — Vin anti-goutteux : bulbe de colchique, feuilles de frêne et vin de Malaga ; — *peau divine* emplâtre à base de cire jaune, suif de mouton et térébenthine; — tisane anti-goutteuse de Sydenham, — décoction de feuilles de frêne, — gousse d'ail, — gros vin avec de l'huile de noix, — huile de camomille et feuilles de choux, — huile dite précieuse, — cataplasmes avec huile d'amandes douces, jaune d'œuf et vin de Bourgogne; — graisse d'agneau fondue, miel et fleurs de genêt, pour liniment, — fumigation de tabac, — magnésie et limonade, mélangées, — tisane anti-goutteuse, préparée avec squine, polypode de chêne, salsepareille, bois de gayac, eau et vin blanc.

(Voir Formules et Recettes, p. 155.)

GRATIOLE. On obtient de cette plante un bon purgatif : prenez de la racine de gratiole, faites bouillir à petit feu, pilez, exprimez le jus et versez dans une tasse de petit lait.

(Voir Botanique médicale, p. 182.)

GRAVELLE (Remèdes contre la). Décoction de chiendent, — tisane avec graine de lin, capillaire et addition de bi-carbonate de soude, — remède dit souverain, et qui ne contient pas moins de douze végétaux, soit en racines, soit en feuilles; — boissons de genièvre et vin de genièvre.

(Voir Formules et Recettes, p. 166.)

GRAVELLE. La néphrite peut causer la gravelle, comme elle peut en être la conséquence. Dans l'urine se forment des petits corps durs qui prennent toutes les formes, et qui déterminent dans l'appareil urinaire tous les inconvénients que pourrait produire la présence d'un corps étranger : inflammation, ulcération, graves désordres. La gravelle nécessite un traitement sérieux : boissons délayantes, — écarter du régime alimentaire tous les stimulants, — bains prolongés, etc.

(Voir Maladies viriles, p. 118 et suiv.)

GRAVIERS. Je mets une grande différence entre les graviers, les maladies qui les déterminent, et la simple et bénigne *gravelle* (Voyez ce mot.) Les graviers se produisent dans la vessie, où souvent ils deviennent des pierres. Maladie redoutable qui nécessite de grandes opérations chirurgicales, ou tout au moins les habiles manœuvres de la lithotritie. Parfois la petite pierre s'engage dans le canal urétral et y détermine une inflammation d'autant plus grave, que la cause n'en est point toujours parfaitement reconnaissable.

(Voir Maladies viriles, p. 172 et suiv.)

GRAVURES EXPLICATIVES. Nous avons publié dans l'*Encyclopédie de la Santé*, et nous ne pouvons reproduire dans ce recueil analytique, des gravures qui n'ont point été étrangères au succès de notre ouvrage. Les gravures frappent et s'incrustent dans le souvenir. Nous en avons donné beaucoup pour la *Botanique médicale ;* c'était indispensable. Nous en avons donné pour toutes les questions anatomiques ; c'était encore nécessaire. Nous en avons même donné dans l'*Art de soigner les Malades*, en descendant aux minutieux détails des cataplasmes, comme en nous élevant à la question importante des bandages. Dans la *Médecine des Accidents* enfin, nous ne les avons point épargnées, ce qui fait que nous avons pu en tirer *la Médecine en images*. (Voir notre prospectus de ce nom.)

GRENADIER. Le botaniste Mérat recommande aux gens affectés du ver solitaire de faire arracher la racine toute fraîche d'un grenadier de sept à huit ans, d'en séparer l'écorce et de faire bouillir écorce et racine dans l'eau. La dose est de trois verres par jour.

(Voir Botanique médicale, p. 221.)

GROSSESSE (Hygiène de la). Une femme en état de gestation doit porter une ceinture abdominale qui l'aide et la soutienne. Elle doit redouter toutes les fatigues intellectuelles et physiques, fuir les secousses physiques et morales; de plus, elle doit résister un peu à ces désirs tyranniques, que vulgairement on a appelé des *envies*, et puis suivre les règles de l'hygiène ordinaire : du bon air, de l'exercice, une alimentation régulière, un bon lit. Il faut plus de sommeil qu'à l'ordinaire. On ne doit pas prendre de bain avant trois ou quatre mois de gestation.

(Voir *Santé des Mères et des Enfants,* p. 19.)

GUI. C'est à la fin de l'automne qu'il faut cueillir cette plante parasite. On la fait dessécher et on la renferme dans des vases bien clos. En décoction, le gui donne une excellente tisane anti-nerveuse. En poudre, on l'a beaucoup vanté contre l'asthme et les convulsions. Cette poudre peut être prise à raison de trois à quatre pincées par jour.

(Voir *Botanique médicale,* p. 106.)

GUIMAUVE. Cette plante est le type des plantes adoucissantes. Toute la plante devient un remède efficace. Les fleurs font de bonnes tisanes par infusion. La racine en décoction donne une eau mucilagineuse, qui rend de très-grands services.

(Voir *Botanique médicale,* p. 49.)

GYMNASTIQUE. Il faut à l'homme du mouvement. La fameuse reine Médée passait pour rendre la santé à tous les valétudinaires. Elle les plongeait dans une chaudière, dit-on, pour en régénérer les chairs. La chaudière était un apologue; c'était tout simplement l'exercice, la gymnastique, la promenade au grand air.

(Voir *Cours d'Hygiène populaire*, t. II, p. 277.)

GYMNASTIQUE. Nous avons parlé de l'exercice et de la promenade au grand air. (Voy. *Exercice*.) C'est de l'exercice au grand air que vient la bonne santé de l'agriculteur, la bonne santé du marin, et le plus souvent la bonne santé du soldat.

(Voir *Cours d'Hygiène populaire*, t. II, p. 285.)

7.

H

HABITATIONS. J'ai dit que le lit était le vêtement du sommeil. Je considère l'habitation comme le vêtement de la famille tout entière. L'habitation, comme les vêtements, comme les lits eux-mêmes, est destinée à mettre à l'abri des variations de l'atmosphère. Son type (et c'est par là que les habitations ont commencé) est la simple cabane; or, dans une cabane, si modeste qu'elle soit, il faut une porte pour entrer, il faut des trous ou lucarnes; en un mot, des espèces de fenêtres qui puissent apporter le jour et la lumière.

Tel air, tel sang, dit un proverbe; l'air est indispensable à la vitalité. Il lui faut même un jour suffisant, car c'est dans les appartements sombres, dans les trous noirs, que les tempéraments se désorganisent et que les constitutions s'étiolent. (Voir *Air.*)

(Voir *Cours d'Hygiène populaire,* t. I, p. 233 et suiv.)

HABITATIONS (Hygiène des). Les habitations insalubres ne le deviennent que par l'humidité, les détritus qu'on y laisse séjourner, l'air qu'on n'y renouvelle pas. Une bonne exposition est nécessaire; ceux qui, pour leur habitation, peuvent choisir, doivent préférer le levant et le couchant. Une chambre qu'on habite doit être aérée tous les jours. Enfin, il est nécessaire d'entretenir les habitations avec beaucoup de propreté. Bien des maladies sont causées par l'incurie et la malpropreté.

Les lieux d'aisance qui sont communs, sont généralement bien malproprement tenus et deviennent une source de maux.

(Voir *Cours d'Hygiène populaire*, t. I, p. 240 et suiv.)

HABITUDES. On a dit que l'habitude devenait une seconde nature. C'était indiquer sa tyrannie ; mais avec de la volonté, de la diplomatie, des transitions, on finit par s'affranchir des habitudes dangereuses à la santé.

(Voir *Cours d'Hygiène populaire*, t. I, p. 23.)

HALEINE (Remède contre la mauvaise). Cachou ; — pastilles de menthe ; — pastilles composées de chocolat, de café en poudre, de charbon végétal, de vanille, et d'un peu de gomme.

(Voir *Formules et Recettes*, p. 170.)

HELLÉBORE. Sans efficacité contre l'aliénation, quoique nommée vulgairement *herbe aux fous*. Mais ses feuilles sèches, prisées en guise de tabac, sont sternutatoires et agissent dans les maladies cérébrales.

(Voir *Botanique médicale*, p. 288.)

HÉMORRAGIES (Remèdes contre les). Eau résineuse et astrigente du Napolitain Brochieri. — Eau Paghiari. — Eau anti-hémorragique du professeur Récamier.

(Voir *Formules et Recettes*, p. 170.)

HÉMORRAGIE. L'hémorragie veineuse est quelquefois bien pénible; mais l'hémorragie artérielle est la plus terrible. Quand une artère est coupée, il faut aviser aux moyens d'empêcher le sang d'en sortir. Je ne puis conseiller aux gens du monde la ligature d'une artère ouverte, qui serait cependant une opération bien facile; mais au moins il faut boucher d'abord avec les doigts, puis avec des tampons de linge ou de charpie, la plaie d'où s'exhale cette chair coulante que l'on nomme le sang.

(Voir *Médecine des Accidents*, p. 192.)

HÉMORRAGIES MENSTRUELLES. Le catarrhe utérin dont nous avons parlé (voir ce mot), de même que la chlorose, c'est-à-dire l'appauvrissement du sang, et la pléthore, c'est-à-dire l'exagération de la circulation sanguine, sont les trois causes principales des hémorragies menstruelles. Il faut que la malade s'étende dans la position horizontale et reste presque immobile. Compresses imbibées d'eau froide appliquées sur le bas-ventre. Calme et repos. Les hémorragies dont nous parlons ont souvent des causes morales : dangers des bals et des spectacles, mauvais effets des romans et des sensibleries.

(Voir *Santé des Femmes*, p. 188.)

HÉMORRAGIE DENTAIRE (Remède contre l'). Un petit morceau de cire appliqué de façon à boucher le trou laissé par la dent récemment enlevée.

(Voir *Formules et Recettes*, p. 171.)

HÉMORRAGIES DES PLAIES (Remèdes contre les). Poudre hémostatique composée d'alun et de colophane; —

tannin et colophane; — colophane, gomme et charbon ; — macération de prèle dans du vin blanc.

(Voir *Formules et Recettes*, p. 220.)

HÉMORROÏDES. Dilatation veineuse de la partie inférieure du rectum. Elles sont sèches ou elles sont fluentes, externes ou internes; mais c'est une de ces maladies complémentaires avec laquelle il faut vivre. Dans certains pays, en Allemagne, par exemple, on guérit bien des affections chroniques, en déterminant par l'aloës des hémorroïdes dérivatives : donc il est important de ne point les faire disparaître tout à coup. On peut en apaiser l'irritation par des bains, par des frictions onctueuses, etc.

(Voir *Santé des Femmes*, p. 269.)

HÉMORROÏDES (Remèdes contre les). Liniment avec huile d'olive, miel de Narbonne et térébenthine: — onguent populéum; — onguent populéum modifié; — baume dit universel; — onguent populéum passé dans l'eau de joubarbe, de morelle et de plantain (on y ajoute un jaune d'œuf et de l'extrait de saturne); — onguent avec graisse de porc frais; — onguent populéum avec poudre de scrofulaire; — eau graissée par du lait salé; — cosses de haricot réduites en cendre et mêlées avec de l'huile d'olive; — cerfeuil et bouillon blanc cuits dans du lait et employés en fomentations; cataplasmes de feuilles de persil et de feuilles de sureau, pilées; — sur deux briques chauffées, sans l'être trop, une poignée de cerfeuil, que l'on retient entre deux linges mouillés.

(Voir *Formules et Recettes*, p. 170 à 186.)

HÉPATHIQUE. Deux poignées d'hépatique que l'on fait

bouillir et que l'on broie, constituent un très-bon topique pour être appliqué sur le ventre des personnes
hydropiques.

(Voir *Botanique médicale*, p. 155.)

HERNIE. Une immersion lente dans un baquet d'eau
froide suffit souvent pour faire rentrer une hernie. Toute
hernie nécessite l'application d'un bandage.

(Voir *Médecine des Accidents*, p. 257.)

HOMMES (Constitutions). Certainement la constitution
des hommes est plus robuste que celle des femmes. Malgré les impôts payés à la souffrance, malgré des fautes
trop communes, malgré l'intempérance et les veilles
outrées, l'ambition, etc., l'homme reste plus robuste
que sa compagne. Toutefois, il est à remarquer que les
hommes savent concentrer leurs sensations, leurs souffrances ; les femmes pleurent des yeux, les hommes pleurent du foie ; de là des maladies terribles, qu'il est urgent de combattre.

(Voir *Maladies viriles*, p. 37.)

HOUBLON. Ce sont les fleurs de houblon ou plutôt leur
ensemble, formant ce qu'on appelle des cônes écail-
leux, résineux, qui sont particulièrement toniques et
fortifiants. Chacun sait que c'est avec le houblon qu'on
aromatise la bière. Ce que l'on connaît moins probablement, c'est la *lupuline*, ou poussière blanchâtre, qu'on
obtient en écrasant les cônes et en les passant au tamis.
C'est le meilleur calmant des organes générateurs. La
dose est de 25 à 30 centigrammes, prise le soir en se
couchant.

(Voir *Botanique médicale*, p. 83.)

HOQUET (Remède contre le). Croquer du sucre, — un verre d'eau bu à grandes gorgées, — compression du creux de l'estomac, — faire mâcher des graines de poivre.

(Voir *Formules et Recettes*, p. 189.)

HOUX. Les feuilles de houx sont regardées comme fébrifuges. C'est de l'écorce du houx que l'on tire la glu des oiseleurs.

(Voir *Botanique médicale*, p. 204.)

HUITRES. L'huître est un coquillage renfermant un petit animal albumineux, dense et tout imprégné d'eau de mer. Bien des personnes le trouvent excellent à manger. Il est du reste d'une facile digestion. Toutefois, il faut craindre les huîtres qui ne sont pas fraîches. Dès qu'une huître exhale une odeur suspecte, elle peut faire du mal.

(Voir *Cours d'Hygiène populaire*, t. II, p. 108.)

HUMEUR SPÉCIALE. Chaque glande humaine est composée d'un amas de petits vaisseaux, que nous appellerons *vaisseaux séminifères*. C'est de ces vaisseaux que part l'humeur spéciale, liquide tout particulier, d'une consistance gluante, couleur blanchâtre, d'une odeur qui rappelle l'odeur des châtaigners en fleurs, et qui, examiné au microscope, se présente, renfermant des animalcules. Ces animalcules, au sortir du corps humain, rampent, se tortillent et se débattent, tournent et se retournent comme de petits serpents. Des glandes qui le sécrètent, ce liquide spécial est porté dans de petits réservoirs qui se trouvent dans le bas-ventre, et qu'on appelle *vésicules séminales*, de ce réservoir, l'humeur spéciale ne peut sortir que par un canal très-court qui vient s'ouvrir dans le canal urétral au-dessous du sphincter de la vessie, de sorte que le canal urétral devient un canal à double emploi, il sert et pour l'émission des urines et pour l'émission de l'humeur spéciale.

(Voir *Maladies viriles,* p. 773 et suiv.)

HYDROCÈLE. Entre les glandes humaines et les bourses, souvent surgit une inflammation; une espèce d'hydropisie locale, c'est ce qu'on appelle *hydrocèle.* A l'aide d'une ponction, puis de l'introduction d'un liquide irritant qui détermine une inflammation passagère, la chirurgie a promptement raison de ce genre d'affection.

(Voir *Maladies viriles,* p. 205.)

HYDROPYSIE SIMPLE ET SANS COMPLICATION (Remède contre l'). Suc anti-scorbutique, — vin aux poireaux, — décoction de feuilles de persil, — suc d'iris flambé, étendu dans du vin blanc, — amandes et vin blanc, — lait et moëlle de sureau, — graines d'hièble dans du vin blanc, — fomentations faites avec la lessive des cendres de sarments de vigne, de branches de bouleau et de genévrier; — décoction de cresson, d'oignon blanc et de navet.

(Voir *Formules et Recettes,* p. 190.)

HYDROTHÉRAPIE. Je regarde M. Récamier comme le père de l'hydrothérapie, car, bien avant que Priesnitz l'ait établie en Allemagne, M. Récamier faisait des merveilles avec ses affusions froides, et guérissait, par de simples ablutions, des gens qui se croyaient atteints de cancer de l'estomac. L'hydrothérapie est plus dure que les affusions et ablutions de l'illustre professeur; mais elle a su s'entourer de l'hygiène et d'un absolutisme qui rend compte, à mon avis, de tous les succès obtenus : draps mouillés sur les épaules, réchauffement dans des couvertures, immersion froide au milieu d'une flagrante transpiration, réaction par la gymnastique, c'est-à-dire par la promenade au grand air ; voilà à peu près toute l'hydrothérapie. Les douches, les lavages partiels ne me semble que des fioritures.

(Voir *Trois Maladies réputées incurables*, p. 244.)

HYDROTHÉRAPIE SALÉE. J'ai pensé qu'en employant dans les maladies scrofuleuses toutes les manœuvres de l'hydrothérapie ordinaire avec de l'eau de mer, on obtiendrait de bons résultats. Je n'en ai point assez constaté pour en pouvoir recommander l'usage. Tout ce que je puis dire, c'est qu'en ayant fait l'étude sur moi-même avant d'essayer sur deux ou trois malades, j'ai reconnu que la réaction produite était souvent fiévreuse, et je dois avertir qu'on ne joue pas impunément avec l'eau salée.

(Voir *Trois Maladies réputées incurables*, p. 247.)

HYGIÈNE. L'hygiène est l'art de conserver la santé et de prévenir les maladies. L'hygiène est l'étude de tout ce qui peut contribuer au bien-être de l'homme.

(Voir *Cours d'Hygiène populaire*, t. I, p. 8.)

HYGIÈNE PRIVÉE et **HYGIÈNE PUBLIQUE.** Grâce à la science de l'hygiène, chacun arrive à perfectionner toutes ses facultés, facultés physiques et intellectuelles ; c'est là l'*hygiène privée*. L'*hygiène publique* préside à la construction des villes, des égouts, etc.; en un mot, elle surveille et réglemente la salubrité générale.

(Voir *Cours d'Hygiène populaire*, t. I, p. 9.)

HYGIÈNE POPULAIRE (Cours d'). Un cours d'hygiène populaire s'adressant à des personnes qui n'ont aucune des notions présupposées par les hygiénistes trop scientifiques, doit contenir des renseignements sur l'anatomie et la physiologie.

(Voir *Cours d'Hygiène populaire*, t. I, p. 13.)

HYPERTROPHIE. Parfois le cœur est plus gros qu'il ne devrait l'être, et alors on arrive à des inconvénients faciles à comprendre. Le cœur travaille exagérément; or, plus il travaille, plus il grossit. Il s'agit donc de modérer cette ardeur : un cautère à plusieurs fois placé sur la région précordiale, quelques médicaments, comme le nitre et la digitale ; il n'en faut pas souvent davantage.

(Voir *Cours d'Hygiène populaire*, t. II, p. 252.)

HYPERTROPHOMANIE. J'appelle ainsi la manie qu'ont certains jeunes gens de se croire atteints d'une hypertrophie du cœur. A l'époque de la puberté, le sang est plus vivace, le travail du centre circulatoire s'en ressent, il survient quelques palpitations, tout cela inquiète souvent ceux qui l'éprouvent; — ils ont un cœur plus gros qu'il ne devrait l'être ! ils sont atteints d'anévrisme ! que vous dirai-je ? — c'est l'effet de la jeunesse. Pour obvier à cette effervescence, il suffit souvent d'un peu de raison et de patience.

(Voir *Cours d'Hygiène populaire*, p. 83.)

HYSOPE. Plante bonne à employer en infusion, en eau distillée, en sirop. L'hysope possède, de vieille date, une réputation de plante fortifiante.

(Voir *Botanique médicale*, t. II, p. 151.)

HYSTÉRIE. L'hystérie n'est autre chose que l'exagération douloureuse de la prédominance utérine. Bien souvent, elle est effet, mais le plus ordinairement, elle devient cause, c'est-à-dire qu'au lieu d'être idiopathique, elle est le point de départ d'une foule de souffrances.

(Voir *Santé des Femmes*, p. 232.)

HYSTÉRIE (Causes de l'). Elles proviennent d'un désordre vital facile à comprendre. L'utérus attire tout à lui; l'estomac s'en ressent, et de là des tiraillements, des névralgies multiples; tantôt la tête est le plus affectée, d'autres fois, ce sont les gros viscères; d'autres fois encore, ce sont les membres, car bien souvent l'hystérie mène aux convulsions cataleptiques et épileptiques. On reconnaît les malaises hystériques à des spasmes tout particuliers. Il semble que de l'estomac monte une boule à la gorge et menace les malades d'étouffement et de strangulation; de là, des larmes, des cris, des torsions musculaires. L'hystérie engendre tant de névralgies bizarres, depuis le somnambulisme jusqu'aux hallucinations, qu'il serait difficile de les énumérer ici. Le travail de la puberté est souvent la cause de la maladie de l'hystérie; mais c'est un préjugé, une erreur grave, que d'accuser le célibat de tous les accidents hystériques.

(Voir *Santé des Femmes*, p. 335.)

HYSTÉRIE (Traitement de l'). Le traitement de l'hystérie doit être physiologique, intelligent; ce n'est qu'à la dernière extrémité qu'il faut le rendre pharmaceutique. En gagnant la confiance de la malade, en la raisonnant un peu, on arrive a de bons résultats. On obtient souvent le même succès en aidant au travail de la nature par un bon régime: grand air, distractions, alimentation suffisante. Le traitement pharmaceutique comprend toute la kirielle des anti-spasmodiques, valériane, assa fœtida, etc.

(Voir *Santé des Femmes*, p. 236.)

I

IDIOSYNCRASIE. On donne le nom d'idiosyncrasies aux exceptions physiologiques apportées aux lois qui, d'ordinaire, règlent le jeu de nos organes. Ces exceptions sont à étudier, mais elles sont rarement dangereuses.

(Voir *Cours d'Hygiène populaire*, t. I, p. 22.)

ILÉON. Dernière section des intestins grêles, contournée comme les replis d'un serpent. C'est l'iléon qui s'attache au cæcum, portion du tube digestif, première section des gros intestins.

(Voir *Cours d'Hygiène populaire*, t. II, p. 52.)

IMPÉRATOIRE. C'est la racine de cette plante, tubercule long et rugueux, d'une saveur chaude et pénétrante, qui se trouve spécialement employée. On la prend en décoction.

(Voir *Botanique médicale*, p. 84.)

INCONTINENCE D'URINE. L'incontinence d'urine a lieu non-seulement chez les enfants en maillot, non-seulement chez ceux de sept à huit ans, mais encore chez les adultes.

Cette incontinence peut tenir à deux causes : à une cause locale et à une cause générale. Si elle dépend d'une cause locale, il faut la cautérisation et tout le cortége des dérivatifs ; si elle dépend du tempérament, et c'est dans le plus grand nombre de cas, il faut avoir recours à des moyens pharmaceutiques : belladone en poudre, ferrugineux, iodure de potassium, etc.

(Voir *Maladies viriles,* p. 207 et suiv.)

INDIGESTIONS (Remède contre les). Potion ayant pour véhicule l'infusion de tilleul et contenant : de l'eau de menthe, de la cannelle, de l'éther et du sirop d'écorce d'orange.

(Voir *Formules et Recettes,* p. 124.)

INFLAMMATION UTÉRINE. Dès que l'utérus est engorgé, il devient nécessairement plus lourd que d'habitude ; *ubi stimulus, ibi fluxus.* Cet engorgement n'agit pas seulement sur l'organe qui le supporte, mais sur l'organisme tout entier. Effectivement, il peut déterminer, non-seulement de la douleur, mais faire germer des graines polypeuses dont nous parlerons plus loin. (Voyez *Polype.*)

(*Santé des Femmes,* p. 141.)

INJECTIONS. Les injections doivent être adoucissantes ou modificatrices. Les premières nécessitent de la précaution de la part des malades qui les emploient. Les injections modificatrices ne peuvent être convenablement exécutées que d'après les avis et moyennant la surveillance d'un médecin.

(Voir *Santé des Femmes,* p. 122.)

INOCULATION DE LA PICOTE. Nous appelons l'inoculation de la picote, l'inoculation du virus pris sur le trayon d'une vache atteinte de cette maladie. Or, cette inoculation détermine des pustules beaucoup plus inflammatoires que celles qui suivent l'inoculation du virus-vaccin, et souvent réagissent sur tout le système lymphatique; elle détermine alors des gonflements qui sont à redouter.

(Voir *Santé des Mères et des Enfants,* p. 227.)

INSUFFLATION DE L'AIR DANS LES POUMONS. Les noyés, les asphyxiés, les gens étouffés, les pendus, les gens étranglés ne meurent que parce qu'il n'est point arrivé au fond de leurs poumons l'air atmosphérique. Or, quels moyens pour faire arriver cet air dans les cavités pulmonaires? L'insufflation. L'insufflation bouche à bouche n'est point toujours pratiquée avec assez de dévouement, et il est difficile de la bien exécuter.

L'insufflation par un tube est plus facile ; on peut au moins contre le tube serrer les lèvres du patient ; on peut à ce tube adapter un soufflet, après s'être assuré que l'air insufflé passe dans le conduit aérien, et non dans le tube digestif, ce qu'on reconnaîtrait facilement au ballonnnement du ventre. Souvent il est difficile d'introduire un tube dans la bouche d'un asphyxié, car ses mâchoires se contractent; mais à l'aide d'une cuiller d'argent, qu'on introduit entre les dents, au moyen de petites oscillations successives, on parviendra toujours à écarter suffisamment les dents.

(Voir *Médecine des Accidents,* p. 95 et suiv.)

INTEMPÉRANCE L'intempérance est de deux sortes : l'intempérance des aliments, qui constitue la *gour-*

mandise, et l'intempérance des boissons, que l'on appelle *ivrognerie.* (Voy. ces mots.)

(Voir *Cours d'Hygiène populaire,* t. II, p.363.)

INTESTIN. On donne ce nom à toute la portion du tube digestif qui part de l'estomac pour se terminer au rectum. Les intestins se divisent en intestins grêles et en gros intestins. Les intestins grêles se subdivisent en trois sections : *duodenum, jejunum, ileon.* Les gros intestins se subdivisent en trois sections aussi : *cœcum, colon, rectum.*

(Voir *Cours d'Hygiène populaire,* t. II, p. 51.)

IRRITATIONS DE POITRINE (Remèdes contre les). Bouillon de poulet avec orge mondé et miel de Narbonne.

(Voir *Formules et Recettes,* p. 196.)

IRRIGATIONS CONTINUES. Le problème est celui-ci : faire couler, mais continuellement, sur la tête d'un malade atteint d'affection cérébrale ou sur une autre région du corps menacée d'inflammation, un filet d'eau froide rafraîchissant sans cesse la région sur laquelle il est dirigé, mais sans mouiller le reste du corps. Il faut un seau d'eau ou mieux encore une fontaine, puis on garantit les bords du lit du malade, si l'irrigation sur la tête, par exemple, exige du taffetas gommé. La tête est placée en dehors du lit sur un torchon, soutenu par deux chaises, lesquelles sont elles-mêmes maintenues à distance par des bâtons et des pavés. La fontaine est mise en action, l'eau coule sur la tête, et, comme sous le torchon qui sert d'oreiller, se trouve un récipient quelconque, de temps en temps, on vide ce récipient pour empêcher les inondations.

(Voir *Santé des Mères et des Enfants*, p. 275.)

IVRESSE. Considérée au point de vue matériel, l'ivresse est une sorte d'empoisonnement. Le moyen de combattre cet empoisonnement est d'administrer quelques gouttes d'ammoniaque dans un verre d'eau sucrée. Contre les aberrations et convulsions qui compliquent l'ivresse, on peut employer l'éther sulfurique, dont on donne quelques gouttes sur un morceau de sucre.

(Voir *Médecine des Accidents*, p. 168.)

IVRE-MORT. Un homme ivre-mort qu'on laisse sur le dos, peut mourir instantanément, car dans son ivresse arrivent des régurgitations d'aliments qui, par leur propre poids, glissent et tombent dans le conduit aérien. Il en résulte l'asphyxie. Donc, le meilleur service à rendre au malheureux ivre-mort qu'on rencontre couché par terre, est de le mettre sur le ventre ou sur le côté.

(Voir *Médecine des Accidents*, p. 169.)

IVROGNERIE. L'ivrognerie devient une passion terrible. Qui a bu, boira, dit le proverbe. Elle désorganise toutes les fonctions digestives. L'homme ivre est un véritable fou ; or, l'ivresse est une folie volontaire, l'ivresse est une véritable abdication, l'ivresse est une impiété.....

(Voir *Cours d'Hygiène populaire*, t. II, p. 271.)

J

JARRETIÈRES. C'est aux jarretières trop serrées, et surtout mises au-dessous du genou, qu'il faut attribuer les jambes en fuseaux et les pieds refroidis.

(Voir *Cours d'Hygiène populaire*, t. I, p. 177.)

JAUNISSE (Remèdes contre la). Topique à mettre sur le foie, préparé avec de la farine d'orge et du vinaigre camphré. — Purgatif tout spécial où domine le séné et le nitre, indiqué par le professeur Récamier.

(Voir *Formules et Recettes*, p. 198.)

JEJUNUM. Portion du tube digestif, qui forme ce que l'on appelle vulgairement les boyaux. On l'a nommé *jejunum*, parce qu'il est rempli de vaisseaux chylifères, vaisseaux qui absorbent si bien tout ce qui passe, que jamais on n'y trouve de résidus. *Jejunum* veut dire organe à jeun.

(Voir *Cours d'Hygiène populaire*, t. II, p. 51.)

JOUBARBE. Les feuilles de cette plante sont employées contre les brûlures, les coupures et toutes plaies superficielles.

(Voir *Botanique médicale*, p. 131.)

JUSQUIAME. Plante vénéneuse mais, dont les feuilles pilées, quand elles sont fraîches, sont un excellent topique sur les articulations gonflées par la goutte.

(Voir *Botanique médicale*, p. 240.)

L.

LAICHE DES SABLES. La racine de cette plante donne, par décoction, une boisson sudorifique.

(Voir *Botanique médicale*, p. 173.)

LAIT. Le lait, considéré comme aliment, présente plusieurs avantages. Il est d'une digestion facile, il nourrit par le beurre qu'il renferme, et laisse peu de résidus. Mais il ne convient pas à tous les estomacs, parce qu'il tourne facilement et qu'il s'aigrit dans certains tubes digestifs, comme le lait dans lequel on verse quelques gouttes de vinaigre.

Le commerce du lait a causé bien des falsifications. On en a vu de monstrueuses; mais il est certain que la plus vulgairement employée, est l'eau. Or, le pèse-lait permet aux autorités de reconnaître la fraude.

(Voir *Cours d'Hygiène populaire*, t. II, p. 83.)

LAIT (Remède contre les maladies laiteuses). Purgatif ayant pour base les follicules de séné mondé, pour véhicule le petit lait, avec addition de sel d'Epsom, fleurs de sureau, etc.

(Voir *Formules et Recettes*, p. 200.)

LAITUE. On a fait à la laitue une réputation de plante adoucissante qu'elle ne mérite qu'à moitié. — On tire de ses tiges un suc que l'on nomme *lactucarium*, et qui, employé en médecine sous le nom de *thridace*, est regardé comme soporifique. — La laitue adoucit, mais elle n'a aucune propriété narcotique.

(Voir Botanique médicale, p. 50.)

LAITUE VIREUSE. Son nom indique ses dangers. —On a voulu imprudemment en employer le suc comme celui de la laitue ordinaire. — Cette plante ne peut être mise en usage que sous la surveillance d'un médecin.

(Voir Botanique médicale, p. 250.)

LANGUE. La langue est un gros muscle triangulaire, largement planté par sa base au plancher inférieur de la bouche, retenu en avant par un petit ligament blanchâtre, qu'on appelle le filet. — Elle est parsemée de petites aspérités nerveuses (papilles) qui sont l'épanouissement des nerfs dégustateurs.

(Cours d'Hygiène populaire, t. I, p. 284.)

LARMES. Les larmes humectent sans cesse le globe de l'œil. Afin qu'elles ne débordent pas, elles sont retenues par les paupières et pompées par le conduit lacrymal qui, d'un réservoir spécial, les conduit ensuite dans les anfractuosités du nez. (*Cours d'Hygiène populaire*, t. I, p. 59.) Les larmes proviennent, en grande partie, des sensations éprouvées par le centre nerveux, sensations extérieures, sensations intérieures. —Il y a les larmes de bonheur, comme il y a les larmes de chagrin et de souffrance.

(Cours d'Hygiène populaire, t. I, p. 73.)

8.

LARMES *chez les petits enfants.* Ces larmes viennent si vite qu'elles ne sont point d'une bien grande valeur. — Toutefois, quand elles se prolongent, c'est un symptôme de souffrance. — Les larmes d'un enfant très-malade sont quelquefois le signe d'une amélioration positive et d'une réelle convalescence.

(Voir *Santé des Mères et des Enfants*, p. 125.)

LARYNX. Le larynx est une espèce de boîte cartilagineuse, placée au-dessus de la trachée et renfermant les cordes vocales. — Les différents cartilages du larynx sont le thyroïde, le cricoïde, les aryténoïdes, puis l'épiglotte, qui, s'abaissant sur l'entrée du larynx, empêche le passage des aliments dans le conduit aérien. — Les cordes vocales sont de petits ligaments élastiques, essentiellement vibratiles, qui s'attachent aux parois des cartilages. — Les cartilages aryténoïdes sur lesquels s'attachent ces ligaments, sont la partie la plus essentielle de l'appareil de la voix. — Les ligaments qui rattachent les différentes pièces du larynx, ainsi que les fibres de la membrane qui les revêt intérieurement, sont doués d'une élasticité spéciale, de telle sorte que toutes les parties de la glotte sont susceptibles de vibration et servent à sa résonnance.

(Voir *Cours d'Hygiène populaire*, t. II. p. 190.)

LAVEMENTS. Il est différents instruments inventés pour donner ou prendre des lavements ; mais, à coup sûr, il n'en est point de préférables à l'irrigateur Éguisier. — Quel que soit l'instrument choisi, il faut veiller à ce que l'ajutage et la canule ne renferment aucunes bulles d'air. — Il faut aussi graisser la canule pour en faciliter l'introduction. Enfin, il importe que pendant la projection du liquide, la personne qui s'y soumet se garde de trop fortes aspirations. Les lavements ordinaires se rendent presque tout de suite; tandis que les lavements médicamenteux doivent être gardés le plus longtemps possible.

(Voir *Art de soigner les Malades*, p. 139.)

LAURIER D'APOLLON OU LAURIER SAUCE. Plante très-bonne contre les débilitations d'estomac, les maladies venteuses et les gastralgies. — On n'emploie du laurier que les feuilles (par deux ou trois dans du lait ou dans des ragoûts). Le fruit donne un suc qui n'est pas toujours sans danger.

(Voir *Botanique médicale*, p. 107.)

LAURIER CERISE. C'est du laurier cerise qu'on tire l'un des plus violents poisons, l'acide prussique, et cependant les feuilles de cet arbrisseau, mises en infusion dans du lait, donnent un médicament fort utile dans les maladies nerveuses.

(Voir *Botanique médicale* p. 251.)

LAVANDE SPÉE. De cette plante, on tire un suc fort utile en frictions ou en embrocations contre les douleurs articulaires, ou les faiblesses nerveuses.

(Voir *Botanique médicale*, p. 108.)

LAVAGES et **LOTIONS.** Les bons hygiénistes conseillent bien souvent des lavages généraux du corps tout entier. D'ordinaire, alors, il s'agit de laver le corps entier, chaque matin, au réveil, à l'aide d'une grosse éponge et de l'eau tiède, comme on se lave le visage et les mains.

— Ces lavages, faits résolument, de haut en bas, ne doivent pas durer plus d'une à deux minutes. — On se place debout, dans un récipient ou petit baquet, et l'on opère activement. — Il faut s'essuyer vigoureusement ensuite, de manière à se réchauffer et pour préparer la réaction.

(Voir *Cours d'Hygiène populaire*, t. p. 157.)

LAVANDE. La décoction de cette plante s'emploie en lotions dans tous les accidents de faiblesse : spasmes ou vapeurs. — L'huile essentielle qu'elle renferme, l'odeur qu'elle répand, la font employer souvent comme désinfectant.

(Voir *Botanique médicale*, p. 85,)

LÉGUMES. Ils sont de différentes natures ; il y a les légumes herbacés, et les légumes farineux : les légumes herbacés contiennent peu de qualités nutritives ; les farineux, au contraire, sont d'excellents aliments ; mais par la fécule qu'ils renferment, ils prédisposent à l'obésité, et peuvent déterminer des acidités, des pituites.

(Voir *Cours d'Hygiène populaire*, t. II, p. 97.)

LÈVRES. Les lèvres sont, en quelque sorte, les vêtements des dents ; c'est l'ouverture du tube digestif. Aux lèvres apparaît la réunion des deux peaux spéciales du corps humain : muqueuse et peau extérieure, c'est-à-dire peau proprement dite.

Les lèvres sont douées d'une grande facilité d'absorption ; elles font déjà partie de l'organe du goût ; c'est pourquoi on doit éviter tout ce qui peut les écorcher ou les salir. Un verre sali par des doigts malpropres détermine souvent des boutons, sinon dangereux, du moins fort désagréables, et qu'il est bien facile d'éviter.

(Voir *Cours d'Hygiène populaire*, t. II, p. 33.)

LÈVRES (Boutons des). Souvent, après la fièvre, il se fait aux lèvres une petite éruption, qui annonce la convalescence. Ces boutons deviennent croûtes, et on en prolonge la durée en les arrachant et en ne laissant pas l'organisme suivre ses phases réparatrices.

(Voir *Cours d'Hygiène populaire*, t. I, p. 299.)

LIERRE TERRESTRE. L'infusion de cette plante est excellente dans les maladies de poitrine.

(Voir *Botanique médicale*, p. 290.)

LIGAMENTS. Ce ne sont pas seulement de simples attaches qui servent à fixer les muscles, mais ce sont des tendons excessivement résistants, qui garnissent les attaches des os. La déchirure de ces ligaments ne se guérit que lentement.

(Voir *Cours d'Hygiène populaire*, t. II, p. 282.)

LIGAMENTS DE L'UTÉRUS. L'utérus est soutenu par deux espèces de ligaments qui, partant de l'organe utérin, s'élèvent dans le bas-ventre, et s'épanouissent en éventail, pour aller s'attacher en avant sur les côtés et sur la paroi postérieure de la cavité abdominale. La paroi antérieure étant extensible, les ligaments qui s'y rattachent en suivent tous les mouvements, et de là, souvent surviennent les déplacements utérins.

(Voir *Santé des Femmes*, p. 40.)

LIN. Tout le monde connaît la graine de lin; elle est essentiellement mucilagineuse. Broyée, elle donne une farine excellente pour préparer des cataplasmes émollients.

(Voir *Botanique médicale*, p. 52.)

LINÉAIRE. Plante, nommée vulgairement lin sauvage, muflier. Les feuilles, bouillies dans l'eau et dans du lait, donnent un cataplasme efficace dans certaines inflammations. — On prépare pour les plaies, avec la linéaire, du saindoux et un jaune d'œuf, un onguent adoucissant.

(Voir *Botanique médicale*, p. 55.)

LINGE (Changement de). Bien souvent il faut changer de linge un malade très-affaibli; pour cela, il faut procéder ainsi : détacher tous les boutons de la chemise, faire lever les bras en l'air, s'assurer que la chemise est dégagée du siége; on la retire alors aussi facilement qu'un fourreau de parapluie. — On peut la faire chauffer, en quelques secondes, avec un morceau de papier enflammé. — Voici la recette : fermer les manches, fermer le col, jeter par terre le morceau de papier enflammé; puis, mettre la chemise en rotation au-dessus; on la voit se gonfler et se distendre en quelques secondes.

(Voir *Art de soigner les Malades*, p. 315.)

LISERON. Les feuilles de cette plante, cuites avec du vin et du miel, donnent un purgatif fort employé à la campagne. — Une ou deux cuillerées de cette préparation suffisent pour un adulte.

(Voir *Botanique médicale*, p. 185.)

LIT. Le lit est en quelque sorte le vêtement du sommeil; il est nécessaire aux gens en bonne santé; il est indispensable aux malades.

Trop mou, il énerve; trop dur, il empêche souvent le sommeil et par conséquent le repos. Donc il faut garder un sage milieu. Le lit des enfants ne doit pas être trop entouré de rideaux. Le lit des vieillards peut être un peu plus doux que le lit des hommes faits. Les matelas sont préférables à ce qu'on appelle lit de plume. Les sommiers de crin sont hygiéniques, mais ils ont besoin d'être cardés assez souvent. Comme ils sont fort chers, on peut les remplacer par des matelas de varech, que, dans le commerce, on a fini par appeler *crin végétal*.

Le lit des malades exige des soins particuliers; il est souvent prudent, dans les longues maladies, de le tirer de l'alcôve pour pouvoir circuler à l'entour.

(Voir *Cours d'Hygiène populaire*, t. I, p. 200 et suiv.)

LIT *des convalescents*. Le lit des convalescents doit être aussi soigné que celui des malades; mais il faut y apporter un peu plus de progrès en quelque sorte, et même une excessive sévérité, autrement, les forces ne reviennent point; le convalescent s'énerve et attend vainement la santé. Je conseille aux convalescents de quitter le lit un peu tous les jours, une heure d'abord, puis deux : c'est l'histoire des premiers pas de nos petits enfants.

(Voir *Cours d'Hygiène populaire*, t. I, p. 228.)

LOUPES (Remèdes contre les). Savon noir et eau-de-vie; — Cataplasme avec blanc d'œuf et poivre blanc; — Topique avec cerfeuil, persil, sel de cuisine et eau-de-vie; — Vinaigre dans lequel on a fait macérer des œufs frais.

(Voir *Formules et Recettes*, p. 201.)

LUMBAGO (Remède contre le). Lavements purgatifs ;
— Embrocations avec le liniment de Horne.

(Voir Formules et Recettes, p. 202.)

LUNETTES. Il est deux sortes de lunettes : les lunettes
préservatrices, que l'on appelle simplement conserves,
et les lunettes proprement dites, destinées à combattre
deux maladies des yeux : la myopie, la presbytie.

(Voir Cours d'Hygiène populaire, t. I, p. 79.)

LYMPHATIQUES (Vaisseaux). Les vaisseaux lymphatiques sont de petits canaux très-fins, réunis en grand
nombre et rampant sous la peau et à l'intérieur des organes. Tantôt ils se séparent, tantôt ils se réunissent, et
à leur point de réunion se trouvent de petits ganglions
contractiles qui font, en petit, l'office du cœur. Les
vaisseaux lymphatiques charrient les débris du sang ;
ils le reportent à un réservoir commun que l'on a appelé *veine-porte*.

(Voir Cours d'Hygiène populaire, t. II, p. 147.)

M

MAIN (Anatomie de la). Une charpente résistante, mais admirablement confectionnée, une masse musculaire essentiellement contractile, un tissu graisseux considérable, un bouclier aponévrotique essentiellement résistant, des vaisseaux, des nerfs et une peau toute spéciale : telle est la main, l'organe du toucher, la main qui, dirigée par l'intelligence, enfante chaque jour tant de merveilles.

Elle serait moins habile peut-être si chaque doigt n'était pourvu des ongles qui les terminent, et des nombreuses articulations qui rendent les doigts aptes à tant de mouvements.

(Voir *Cours d'Hygiène populaire*, t. I, p. 260.)

MAINS (Hygiène des). Évidemment les mains réclament des soins quotidiens de propreté, dans les occasions surtout où elles ont manié des substances dangereuses; car elles sont douées d'une faculté d'absorption considérable. Les gants sont destinés à les mettre à l'abri des variations atmosphériques; mais souvent ils sont plus nuisibles qu'utiles, et bien des inconvénients, tels que les engelures et les crevasses, sont dus à l'usage de ces petits vêtements.

(Voir *Cours d'Hygiène populaire*, t. I, p. 260 et suiv.)

MAL DE GORGE. Contre les maux de gorge, je recommande les vomitifs (voir ce mot); — les fumigations adoucissantes qui se font à l'aide d'une tasse remplie d'eau bouillante, de quelques fleurs de mauve et d'un entonnoir renversé coiffant la tasse. — Enfin, j'insiste sur un moyen peu connu : les douches de la gorge! On met une cuvette sous le menton, on fait ouvrir la bouche au malade, et, à l'aide d'une seringue tenue à distance, on projette de l'eau de guimauve coupée avec du lait. Il faut que le liquide donne à la gorge un sentiment de fraîcheur (température d'été).

(Voir *Santé des Mères et des Enfants*, p. 264.)

MALADIES (leurs causes). Est-ce une question à poser? Elles sont si multipliées, elles sont quelquefois si nébuleuses! Toutefois, nous notons le danger des excès, l'importance des transitions et l'obligation de soigner les maladies qui commencent; puis nous recommandons l'obéissance au médecin. Le scepticisme en médecine est l'effet d'une présomption déplorable.

(Voir *Cours d'Hygiène populaire*, t. II, p. 290.)

MALADIES DU JEUNE AGE. La plupart des maladies sont dangereuses aux premières années de la vie. Il semble que dans les jeunes organisations l'inflammation s'allume comme le feu dans les étoupes; c'est pourquoi les conseils d'un homme d'expérience sont indispensables. Puis il faut recommander du calme et de l'espérance aux parents; car leur effroi, leur trouble deviennent des complications.

(Voir *Santé des Mères et des Enfants*, p. 306.)

MALADIES ÉRUPTIVES. Nous pourrions les appeler maladies printanières; car, la plupart du temps, elles surviennent pendant ce travail mystérieux de la vitalité, qui fait comparer les hommes aux plantes et qui n'arrive qu'au printemps. Ces maladies sont de différentes natures; en tête se trouvent la rougeole, puis la petite vérole, puis la scarlatine. Nous pouvons aussi ranger dans la même catégorie l'érysipèle et les oreillons.

(Voir *Santé des Mères et des Enfants*, p. 194.)

MALADIES UTÉRINES. Que dire des érosions du col de l'utérus, des pansements qu'il nécessite? Évidemment, c'est aux chirurgiens seuls qu'il appartient de décider, d'opérer ou de décrire. Les cautérisations, en pareille circonstance, sont souvent efficaces et ne sont pas plus terribles que celles que l'on pratique sur des aphthes de la bouche.

(Voir *Santé des Femmes*, p. 124.)

MALADIES RÉPUTÉES INCURABLES (Trois). L'épilepsie, les dartres et les scrofules passent, aux yeux de bien des gens, pour se soustraire à tous les efforts médicamenteux : c'est une erreur, et nous croyons l'avoir démontrée.

(Voir *Trois Maladies réputées incurables*, p. 19.)

MALADIES VIRILES (Lettres sur les). Comme les Lettres sur la santé des femmes, cet ouvrage est confidentiel. Nous y avons gardé les mêmes précautions, les mêmes délicatesses de langage ; nous avons été jusqu'à changer les expressions techniques.

A certaines maladies auxquelles il faut surtout des remèdes moraux, nous n'avons donné ni descriptions, ni causes ; c'est ce qui a eu lieu pour la maladie des vieillards de quinze, ans! Dans d'autres, au contraire, nous avons été très-catégorique et très-minutieux; ainsi, dans la partie de l'ouvrage concernant les *Maladies viriles*, nous avons non-seulement décrit, mais indiqué l'hygiène spéciale de l'appareil de la secrétion urinaire.

(Voir *Maladies viriles,* p. 4 et suiv.)

MARRUBE. Plante employée en infusion dans la chlorose et surtout dans les fièvres marécageuses. Cette infusion ne se boit pas, elle s'applique dans la paume des mains.

(Voir *Botanique médicale*, p. 88.)

MASSAGE. C'est le pétrissement, non-seulement de la surface cutanée, mais des parties qui la doublent. Il est pratiqué quotidiennement et fort énergiquement chez certains peuples. Le pétrissement du corps active les fonctions vitales.

(Voir *Cours d'Hygiène populaire*, t. I, p. 195.)

MATRICAIRE. Les feuilles de cette plante cuites, mises en bouillie, forment un cataplasme souvent très-bon contre la migraine.

(Voir *Botanique médicale*, p. 299.)

MAUVAIS AIR (Remèdes contre le). Sel de Preston. — Vinaigre des quatre voleurs. — Sel de vinaigre ou sel anglais.

(Voir *Formules et Recettes*, p. 204.)

MÉDECIN. Jamais nous n'avons eu la folle prétention d'écrire des volumes qui puissent remplacer, annihiler le médecin. Dans les maladies aiguës, l'homme qui a étudié, qui sait, qui pratique, est toujours nécessaire, souvent même indispensable; dans les affections dites *chirurgicales*, il faut encore le secours de l'homme expérimenté; mais, dans les affections chroniques, le malade, avec quelques renseignements sagement donnés, avec un peu d'intelligence, peut devenir lui-même son médecin.

(Voir *Petites et Grandes misères*, p. 6.)

MÉLILOT. L'eau de mélilot, introduite par gouttes dans des yeux malades, produit de très-bons résultats.

(Voir *Botanique médicale*, p. 295.)

MÉLISSE ou **CITRONNELLE.** Cette plante a beaucoup plus de réputation qu'elle n'est efficace. On a vanté son infusion et son eau distillée contre les vertiges, les défaillances et les syncopes. Elle entre dans l'eau des Carmes.

(Voir *Botanique médicale*, p. 109.)

MENSTRUATION. Chaque mois survient chez la femme, dès qu'elle est nubile et jusqu'à ce que l'organe utérin s'endorme et se taise, une hémorragie épuratrice que l'on a nommée *menstrues*.

(Voir *Santé des Femmes*, p. 45.)

MENSTRUES. On nomme menstrues le produit des hémorragies qui se représentent chaque mois chez les jeunes filles et chez les femmes, et qui deviennent pour elles une sorte de fonction complémentaire. Cette fonction pourrait produire de graves accidents si elle était dérangée. Tant que durent les menstrues, le sujet qui s'en trouve atteint est d'une susceptibilité plus grande que de coutume, susceptibilité que l'on a nommée *orgasme menstruel*.

(Voir *Santé des Femmes*, p. 44 et suiv.)

MENSTRUES (Désordres menstruels). Il y a ou retard ou absence complète. Les causes en sont multipliées : tantôt c'est la faiblesse générale, d'autres fois c'est une exagération vitale. Dans les deux cas il y a manque d'équilibre circulatoire. Un coup, une chute, une peur, peuvent être les causes de graves inconvénients. Qu'arrive-t-il alors? Une sorte d'indigestion utérine ; car, il est bon de le constater, la régularité du flux menstruel semble le thermomètre de la santé féminine.

(Voir *Santé des Femmes*, p. 175.)

MENSTRUES (Suppression instantanée des). Il arrive que, sous l'influence des commotions physiques ou morales, les menstrues se trouvent subitement supprimées. Que faire? Chercher à les rétablir par des pédiluves bien chauds, des boissons stimulantes et le séjour au lit. Souvent on est contraint d'en arriver aux sangsues. Une demi-douzaine est suffisante.

(Voir *Santé des Femmes*, p. 182.)

MENSTRUES (Traitement des désordres menstruels). Quand la faiblesse est la cause des désordres menstruels, il faut des toniques, une bonne nourriture, des boissons généreuses, du fer et du quinquina. Contre la surrichesse sanguine, au contraire, c'est-à-dire contre la pléthore, évidemment les émissions sanguines sont indiquées.

(Voir *Santé des Femmes*, p. 175.)

MENTHE POIVRÉE. En infusion les sommités dessé-

chées de cette plante sont très-bonnes contre les gastralgies et les flatuosités. L'essence de menthe, à la
dose d'une goutte, est un excellent stomachique.

(Voir *Botanique médicale*, p. 312.)

MERCURIALE. Bonne pour activer la sécrétion urinaire.
On la prépare par décoction.

(Voir *Botanique médicale*, p. 156.)

MEURTRISSURES (Remèdes contre les). Lichen et blanc
d'œuf appliqués en topique; — poivre frais moulu et séné
pulvérisé avec blanc d'œuf, appliqués en cataplasme;
— huile dite admirable contenant de la sauge, de l'armoise, de l'absinthe, de la camomille et de la bonne
huile d'olive dans laquelle ces plantes ont été mises en
décoction.

(Voir *Formules et Recettes*, p. 210.)

MIGRAINE. La migraine est de différentes natures :
tantôt elle tient à un vice général, elle est constitution-
nelle; tantôt elle n'est que congestive, enfin elle peut
être purement et simplement nerveuse. Pour modifier
les migraines constitutionnelles, migraines goutteuses,
dartreuses, rhumatismales, il faut médicamenter la
cause; pour les migraines congestives, les dérivatifs tels
que bains de pieds, sinapismes, vésicatoires volants,
sont d'une réelle efficacité; enfin contre les migraines
nerveuses, ces déplorables névralgies, on épuise quelquefois et vainement, hélas! toute la grande classe de
médicaments antispasmodiques; mais les antispasmodiques ne peuvent être manœuvrés que par un médecin
expérimenté.

(Voir *Petites et grandes Misères*, p. 288.)

MIGRAINE (Remèdes contre la). Cataplasmes avec des feuilles de verveine, de la farine d'orge et des blancs d'œufs ; — infusion de graine de soleil dans de la bonne eau-de-vie ; — poudre érhine ; — onguent avec bourgeons de peuplier ; — feuilles de fraisier, joubarbe et menthe (on en frotte les tempes et le front) ; — café d'orge ou de seigle.

(Voir *Formules et Recettes*, p. 208.)

MILLE-FEUILLE. Bonne en infusion dans les coliques et les spasmes nerveux. De plus, pour les coupures, on fait avec les feuilles et les jeunes tiges de mille-feuille un topique qui hâte la cicatrisation.

(Voir *Botanique médicale*, p. 111.)

MOELLE ALLONGÉE. A la base du cerveau, en avant du cervelet, s'implante la moelle allongée, non pas aussi allongée que son nom semble l'indiquer, car elle n'a pas plus de 3 centimètres de haut. Elle semble ne plus participer aux deux substances du cerveau : sa substance jaune, résistante, est celle des nerfs et de la moelle épinière. C'est à la moelle allongée que vont s'implanter ces différents nerfs qui animent la poitrine et les bras.

(Voir *Cours d'Hygiène populaire*, t. II, p. 232.)

MOELLE ÉPINIÈRE. La moelle épinière est la substance renfermée dans la colonne vertébrale, substance qui commence par une espèce de tronc pour supporter la moelle allongée, et qui se termine en si nombreux filaments, qu'on les a appelés *queue de cheval*. C'est de la moelle épinière que partent deux genres de nerfs : ceux qui président à la sensibilité, et ceux qui président aux mouvements.

(Voir *Cours d'Hygiène populaire*, t. II, p. 232.)

MORELLE NOIRE. On emploie les baies de cette plante en fumigations, comme les fruits de genévrier. On les projette tout simplement sur des charbons allumés, et l'on prend les précautions nécessaires pour que la fumée se condense et ne s'évapore pas trop.

(Voir *Botanique médicale*, p. 112.)

MORSURE DE VIPÈRE. Aussitôt qu'on a été mordu par une vipère, il faut se serrer, ou tout au moins se faire serrer au-dessus de la morsure, faire saigner la plaie en la trempant dans l'eau chaude et la pressant en la stimulant par une ventouse. La succion est l'acte d'un beau dévouement, mais peut être dangereuse pour celui qui la pratique. Si la partie mordue se gonfle et devient livide, il faut cautériser, soit avec un pinceau trempé dans l'eau forte, soit à l'aide d'un morceau de fer rougi à blanc. Si la morsure ne fait pas grand ravage, on se contentera d'appliquer sur la plaie des compresses imbibées d'eau et d'ammoniaque.

(Voir *Médeçine des Accidents*, p. 224.)

MOULES. La moule, coquillage de mer, est un aliment souvent agréable, mais qui parfois devient dangereux : c'est quand la moule renferme de petits crabes. Pris sans discernement, on a vu cet aliment déterminer un gonflement général du corps, une sorte d'érysipèle subit qui n'est point sans quelque danger.

(Voir *Cours d'Hygiène populaire*, t. II, p. 108.)

MOURON ROUGE. Cette plante a été très-vantée contre une foule de maladies, mais à tort, selon nous.

(Voir *Botanique médicale*, 313.)

MOUSSE DE CORSE. En faisant bouillir la mousse de Corse, en la sucrant convenablement, on en obtient une espèce de sirop et de gelée ou confiture, qui ont des propriétés vermifuges incontestables.

(Voir *Botanique médicale*, p. 222.)

MOUTARDE. La moutarde est le produit d'un mélange de farine de moutarde, de vinaigre, de sel et poivre, et souvent d'autres stimulants. Elle agit sur la peau intérieure du tube digestif un peu comme les sinapismes agissent sur la peau extérieure; c'est dire qu'il n'en faut point abuser.

(Voir *Cours d'Hygiène populaire*, t. II, p. 94.)

MOUTON. La viande de mouton, côtelettes, gigot, etc., est un excellent aliment. Les uns la mangent saignante, les autres un peu plus cuite, cela dépend des goûts. On mange aussi les côtelettes d'agneau; mais toute viande trop jeune est peu réparatrice et d'un effet souvent purgatif. Le mouton trop desséché au feu a souvent perdu une partie de ses qualités nutritives. Mangé en ragoût il est parfois d'une digestion difficile.

(Voir *Cours d'Hygiène populaire*, t. II, p. 95.)

MOUVEMENTS (Appareil spécial des). Il est fort compliqué, mais ce que nous en avons dit dans l'*Encyclopédie* complète les quelques notions anatomiques qu'il suffit de donner aux gens du monde. Nous avons parlé de la peau, de la graisse, du système nerveux, des poumons, des viscères, du tube digestif, du cœur, etc., il nous restait à parler des os, des ligaments qui les attachent, des muscles, qui, commandés par le système nerveux, les font mouvoir (voyez ces mots.)

(Voir *Cours d'Hygiène populaire*, t. II, p. 278.) -

MUCOSITÉS NASALES. Les fosses nasales n'ont pas seulement un rôle dans le grand acte de la respiration, elles sont encore chargées de sentir les odeurs, de percevoir les arômes, en un mot, elles sont les organes de l'olfaction : c'était justice, car on respire par le nez bien plus que par la bouche, et comme les miasmes, ou particules odorantes répandus dans l'atmosphère nous arrivent avec l'air que nous respirons, il était sage de charger les fosses nasales de les percevoir. Or, c'est au moyen des mucosités que les molécules odorantes s'attachent à l'intérieur des fosses nasales, par conséquent ces mucosités travaillent à la fonction si importante de l'odorat. Je dis si importante, car sans odorat point de goût (voyez ce mot). D'ailleurs les fosses nasales étant chargées de respirer et d'expirer, se dessécheraient bien vite si elles n'étaient humectées sans cesse par les mucosités dont nous parlons.

(Voir *Cours d'Hygiène populaire*, t. II, p. 169.)

MUFLIER. Plante indigène et cultivée, dont les propriétés ne sont pas sans danger. Elle ne peut servir qu'à l'extérieur, en topique, contre les engorgements.

(Voir *Botanique médicale*, p. 252.)

MUGUET. Le muguet desséché, mis en poudre et pris

en guise de tabac, est un sternutatoire qui ramène souvent des saignements de nez, nécessaires.

(Voir *Botanique médicale*, p. 114.)

MUGUET. Petits boutons, blancs d'abord, puis jaunes, gris, bruns, qui se développent parfois dans la bouche du nourrisson qui tète. Traitement : boissons adoucissantes; promener de temps en temps dans la bouche un pinceau trempé dans un liquide onctueux; se garder d'arracher les croûtes que forment les boutons.

(Voir *Santé des Mères et des Enfants*, p. 312.)

MURIER. Qui ne connaît le sirop de mûres qui se prépare avec les fruits du mûrier? A ses propriétés astringentes ce sirop joint l'avantage d'être tout à fait innocent.

(Voir *Botanique médicale*, p. 132.)

MUSCLES. Les muscles constituent ce que vulgairement on appelle *la chair;* ils sont composés de fibres charnues, contractiles, mais terminés par des fibres ligamenteuses.

(Voir *Cours d'Hygiène populaire*, t. II, p. 281.)

MYOPIE. Il survient que la cornée, premier verre de l'œil, se trouve trop convexe, sa réflexion étant alors trop forte, la pointe des cônes lumineux qui pénètre dans l'œil y arrive juste au milieu! Dans ce cas, il s'agit de reporter le foyer de la vision à sa place normale, et on le fait au moyen de verres concaves qu'on place devant la cornée. Les lunettes des myopes ne sont que des palliatifs. Il faut se garder de prendre ce qu'on appelle en terme d'opticien un trop fort numéro.

(Voir *Cours d'Hygiène populaire*, t. I, p. 80.)

MYOSOTIS ou **SCORPIONE**. La décoction de cette plante, les cataplasmes de ses feuilles bouillies rendent de grands services dans les fistules lacrymales.

(Voir *Botanique médicale*, p. 296.)

N

NAISSANCE (précautions à prendre). Du côté de la mère : point d'inquiétudes exagérées. Sur cent naissances, quatre-vingt-dix-neuf s'accomplissent sans occasionner le plus petit accident. Quant à l'enfant, il lui faut de l'air vif et pur. Plus d'une fois, j'ai cassé des carreaux pour faire respirer plus vite et mieux le petit être qui venait de naître. Pas de poêle, une flambée dans la cheminée ; elle aura double avantage, elle réchauffera et renouvellera l'air.

(Voir *Santé des Mères et des Enfants*, p. 23 et suiv.)

NARCISSE DES PRÉS. Cette plante est un excellent fébrifuge. On en recueille les feuilles, les fleurs ; on les sèche au grand air, on les met en poudre. Cette poudre s'emploie comme celle du quinquina.

(Voir *Botanique médicale*, p. 206.)

NÉNUPHAR. 15 à 30 grammes de la racine de cette plante dans un litre d'eau donnent un anti-nerveux tout spécial.

(Voir *Botanique médicale*, p. 114.)

NÉPHRITE. (Inflammation des reins.) Tout organe du

corps humain est susceptible de s'enflammer; sous l'influence de l'inflammation, il se boursouffle, c'est ce qui arrive dans l'inflammation des reins. Toutefois, si cette inflammation est simple (pourvu qu'elle ne se termine point par des abcès), elle n'a rien qui doive alarmer. Mais la plupart du temps, elle est causée par des graviers, c'est-à-dire par la gravelle, et alors elle est plus chronique, ou bien par la mauvaise composition des urines; de là le diabète, l'albuminurie. (Voyez ces mots.)

(Voir *Maladies viriles*, p. 116.)

NERFS. C'est au moyen des nerfs que nous agissons, que nous percevons, que nous entendons. Sans nerfs, plus de vitalité; aussi l'appareil nerveux est-il fort complexe. (Voyez *Système nerveux*.)

NERFS (Remèdes contre les attaques de). Appliquer sur la poitrine du malade la main imbibée d'eau froide; — compression du creux de l'estomac.

(Voir *Formules et Recettes*, p. 212.)

NÉVRALGIES (Remèdes contre les). Café de betterave; — térébenthine avec du miel.

(Voir *Formules et Recettes*, p. 213.)

NERPRUN. Avec les baies de cet arbrisseau, les pharmaciens préparent un sirop bien connu. Les habitants de la campagne se contentent quelquefois, quand ils veulent se purger, de mettre huit à dix baies de nerprun dans leur potage; mais cette manière d'utiliser cette plante purgative détermine parfois d'assez violentes coliques.

(Voir *Botanique médicale*, 186.)

NÉVRALGIES UTÉRINES. Le travail et le déplacement de l'organe important que l'on nomme utérus, appellent sur cet organe si impressionnable, des névralgies qu'il faut savoir médicamenter : bains courts et doux, pendant lesquels, à travers l'eau du bain, on verse de l'eau froide, de façon à rafraîchir le bas-ventre ; il faut, pendant les douze à quinze minutes que doivent durer ces bains, dépenser huit à douze bols d'un litre de capacité ; lavements adoucissants, potion calmante.

(Voir Santé des Femmes, p. 140.)

NEZ (Anatomie du). La charpente du nez est moitié osseuse et moitié cartilagineuse. La peau qui revêt extérieurement cet organe est identique dans sa structure à celle qui recouvre la surface du corps. A l'intérieur du nez se trouvent des cavernes, des anfractuosités, des montagnes ; ce sont les *fosses nasales*. Cet intérieur est tapissé par une muqueuse qui secrète des liquides affreux à voir, mais d'une assez grande importance.

(Voir Cours d'Hygiène populaire, t. II, p. 165.)

NEZ (Hygiène du). Comme tous les organes placés à l'extérieur, le nez réclame des soins de propreté : lavage externe et interne, bien entendu, et lavage d'autant plus nécessaire que les mucosités du nez y attirent souvent des malpropretés fort pénibles ; c'est pour enlever l'excès de ces mucosités intérieures qu'on a employé le mouchoir. Que le mouchoir soit de lin, de soie ou de coton, peu importe. Toutefois, il est des petites différences à faire : le mouchoir de toile est le plus sain, le coton peut être employé sans danger ; la soie a l'inconvénient d'échauffer le nez, et d'être trop mince et trop claire ; j'en dirai autant de la batiste. Il faut craindre les aspirations d'air trop frais; l'usage du cache-nez n'est point hygiénique, car l'humidité qui s'exhale par l'expiration mouille l'immense cravate, et souvent alors le nez et les narines, humectés intempestivement, s'irritent, se gercent et s'enflamment. Comme organe de l'odorat, le nez, ou plutôt les fosses nasales, doivent être préservées des odeurs trop excitantes. Il est des odeurs enivrantes, il est des odeurs méphitiques et malsaines; il en est même d'empoisonneuses.

(Voir Cours d'Hygiène populaire, t. II,
p. 172 et suiv.)

NEZ (Soins du). Pendant les convalescences, les fleurs et les odeurs qu'elles exhalent sont pernicieuses aux convalescents. Ce sont des chocs trop violents qui deviennent douloureux, et qui ne sont pas sans dangers. De plus, on a la manie, aussitôt que survient une menace de syncope, de faire respirer aux convalescents des sels qui impressionnent l'organisme débilité d'une façon fâcheuse : faute à éviter.

(Voir Cours d'Hygiène populaire, t. II, p. 181.)

NIGELLE DE DAMAS. Ce sont les tiges de nigelle qui, dans le midi de la France, sont employées comme assaisonnement. Les graines sont utilisées comme médicament. Macérées dans du vin, elles donnent un liquide essentiellement fortifiant.

(Voir Botanique médicale, p. 89.)

NOURRICES. Certes la nourrice ne remplace jamais complétement la mère d'un enfant; mais si cette mère est d'une santé trop délicate, il faut bien qu'elle ait recours à une nourrice. Les meilleures nourrices sont les femmes brunes, dont les dents ne sont pas gâtées, et qui ne portent sur le corps aucune trace de cicatrice. Il faut encore à la nourrice des qualités morales, de la gaîté, du dévouement, de la moralité surtout. L'âge du lait n'est point indifférent : un lait trop jeune est souvent mauvais pour un enfant de sept à huit mois; un lait trop vieux (un lait de quinze à vingt mois) ne saurait convenir à un tout petit enfant. La bonne qualité d'un lait se reconnaît à son goût sucré, crémeux, et à la manière dont il colore la cuiller dans laquelle on l'a fait verser.

(Voir *Santé des Mères et des Enfants*, p. 52 à 62.)

NOURRICES A LA CAMPAGNE. On ne peut point toujours avoir une nourrice chez soi. Le manque de fortune oblige au douloureux sacrifice d'une séparation. L'enfant vient de naître, sa mère ne peut pas le nourrir; il faut le confier aux soins d'une étrangère. Ne procédez point en aveugle à cette sérieuse opération. Procurez-vous des renseignements sur la nourrice, et de temps en temps, sans l'en avoir prévenue, aller la voir, et sachez bien si elle a soin de votre enfant.

(Voir *Santé des Mères et des Enfants*, p. 74.)

NOURRICES (Hygiène des). Bonne alimentation, exercice au grand air, de la surveillance, telles sont les recommandations que comprendront toutes les mères; mais à côté de ces recommandations, je dois prêcher la reconnaissance. La femme qui a nourri votre enfant n'est plus pour vous une étrangère; elle devient en quelque sorte de la famille, et vous devez l'entourer d'égards et de considération.

(Voir *Santé des Mères et des Enfants*, p. 69 et suiv.)

NOUVEAU-NÉS. L'enfant vient d'arriver, il ne respire point encore ; c'est une crise dont il faut sortir : à l'aide d'un tube ou d'un simple tuyau de plume, on peut insuffler de l'air dans la bouche du petit enfant; on excite ses narines en les titillant, soit avec les barbes d'une plume, soit avec les émanations de l'eau dite de Cologne; puis des frictions, des linges chauds. Avec du sang-froid et de la patience, on surmonte souvent bien des difficultés. Au moment où l'enfant vient de naître, il est recouvert d'un enduit graisseux qu'il faut enlever au plus vite; si l'eau tiède ne suffit pas, on le frotte avec les doigts imbibés d'huile. Il y a aussi un pansement à faire : le petit enfant, dans le sein maternel, vivait de l'existence de sa mère, il y était lié par un gros vaisseau, que l'on appelle cordon ombilical, et qu'il est nécessaire de couper quand arrive le nouveau-né; mais en le coupant, il faut le lier, et sur cette première blessure, il faut appliquer un peu de beurre ou de cérat. Je ne puis me ranger dans le camp des grands savants, qui ont crié contre le maillot; qu'il soit bien fait, organisé avec intelligence, cela est nécessaire; mais le maillot est indispensable pour recevoir toutes les humidités, toutes les sécrétions du nouveau-né, et en même temps le mettre à l'abri des refroidissements que ces sécrétions ou humidités pourraient déterminer.

(Voir *Santé des Mères et des Enfants,* p. 28 à 32.)

NOYÉS (Secours aux). Dès qu'un noyé est retiré de l'eau, quand même il ne donnerait plus signe de vie, on ne doit pas se décourager; il faut agir. 1° Déshabillez-le, et, pour aller plus vite, coupez, déchirez les vêtements. — 2° Placez-le dans la position horizontale, sur un lit, sur une table, ou tout simplement par terre sur de la paille. — 3° Essuyez, séchez, bouchonnez, soit avec des linges, soit avec de la laine, soit même avec de la paille ou du foin. — 4° Nettoyez la bouche et les narines, enlevez les mucosités de la gorge et du nez. — 5° Placez le noyé sur le côté ou sur le ventre, en lui soutenant la tête, de façon qu'il puisse vomir l'eau qu'il a bue. — 6° Réchauffez, réchauffez le plus promptement possible : par des frictions, par des couvertures de laine bien chaudes, par des bouteilles de grès remplies d'eau chaude, avec des briques ou des fers à repasser, chauffés et entourés de linge. — 7° Cherchez à ramener la respiration en faisant respirer de l'alcali ou du vinaigre, en chatouillant les narines avec les barbes d'une plume, en mettant sous le nez une allumette soufrée enflammée, en projetant quelques gouttes d'eau froide au visage. — 8° Si ces moyens ne réussissent pas, établissez une sorte de respiration artificielle en pressant, puis laissant revenir à leur dilatation, et cela alternativement, le ventre et la poitrine ; en introduisant de l'air, soit bouche à bouche, soit à l'aide d'une vessie pleine d'air, soit à l'aide d'un soufflet. — 9° Ventouses sèches appliquées sur la région du cœur.

(Voir *Médecine des Accidents,* p. 34 à 58.)

NUMMULAIRE. Surnommée l'*herbe aux cent maux ;* c'est une plante dont les feuilles servent à confectionner d'excellents cataplasmes contre les tumeurs scorbutiques.

(Voir *Botanique médicale,* p. 314.)

O

OBÉSITÉ. Il ne faut pas s'y tromper, l'obésité n'est pas la preuve d'une santé excellente. Elle n'est pas seulement l'exagération du tempérament lymphatique; elle constitue souvent une véritable maladie.

(Voir *Petites et grandes Misères,* p. 195 et suiv., puis 227.)

OBÉSITÉ (Cause de l'). La graisse humaine est composée de 79 parties de carbone, 15 parties et demie d'hydrogène, 5 parties et demie d'oxygène. Or, tout ce qui fournira au corps humain en plus grande quantité les éléments de la graisse, produira forcément l'obésité. L'humidité, les aliments herbacés, le mauvais air, l'inaction, sont autant de causes d'obésité.

(Voir *Petites et grandes Misères,* p. 204 à 232.)

OBÉSITÉ (Inconvénients de l'). Trop de graisse nuit à nos mouvements et au jeu de tous nos organes. De là : encombrement de la poitrine, gêne de la respiration, du foie, de la rate et de l'estomac, gêne de la digestion. Les nerfs, les parties charnues, au milieu de la graisse exagérée, deviennent aussi d'une pauvreté compréhensible par la compression qu'ils subissent.

(Voir *Petites et grandes Misères*, p. 227.)

OBÉSITÉ (Traitement de l'). Il faut aux personnes obèses une habitation bien aérée. — Elles doivent aussi éviter l'humidité, les bains trop prolongés, et il leur faut un exercice actif. — L'exercice passif, qu'il est si facile de prendre, a sans doute ses avantages; mais l'allure du cheval, les cahotements d'une voiture, tout en servant à la digestion, peuvent pousser à l'embonpoint. Toutes les personnes trop obèses doivent porter une ceinture. Elles doivent se nourrir convenablement, sans doute; mais sous le plus petit volume possible. Les carnassiers, tigres, lions, panthères, ne sont jamais gras; les herbivores, comme les bœufs, deviennent quelquefois d'une obésité effrayante. Le problème est là : ne point fournir à notre tube digestif, dans notre alimentation, tous les éléments de la graisse. — Les corps gras sont contraires, les farineux sont dangereux, et l'excès des boissons est pernicieux.

(Voir *Petites et grandes Misères*, p. 233 à 247.)

OEIL. (Voyez *Yeux*.)

OESOPHAGE. L'œsophage est un tuyau uniforme ou segment du tube digestif, se rattachant en haut au pharynx, en bas à la cavité de l'estomac.

(Voir *Cours d'Hygiène populaire*, t. II, p. 50.)

OEUFS. L'œuf est un aliment d'une digestion facile et d'une vertu vraiment réparatrice. Malgré l'albumine qu'il renferme, il ne produit point la terrible maladie de l'albuminerie. — Les œufs étant d'une assimilation facile, laissent très-peu de résidu; c'est pourquoi ils sont utiles dans les diarrhées, mais à redouter dans les constipations.

(Voir *Cours d'Hygiène populaire*, t. II, p. 87.)

OIGNONS. On prépare, avec les oignons, de bonnes tisanes adoucissantes et diurétiques; mais avant de les faire bouillir, il est bon de les faire préalablement cuire sous la cendre pour en corriger l'âpreté.

(Voir *Botanique médicale*, p. 157.)

ONGLES ENTRÉS DANS LES CHAIRS. (Remèdes contre cette affection). Pansements intelligents; — suif et charpie; — diachylum; — alun en poudre.

(Voir *Formules et Recettes*, p. 215.)

ORANGER. Le fruit de l'oranger, son écorce, ses feuilles et ses fleurs donnent les moyens de préparer d'excellentes limonades et des boissons un peu toniques.

(Voir *Botanique médicale*, p. 115.)

ORCHIS MALE. Ce sont les tubercules de cette plante, c'est-à-dire de ses racines, qui sont employés en médecine. — Ils fournissent une fécule très-légère et cependant très-nourrissante, que l'on appelle le salep.

(Voir *Botanique médicale*, p. 90.)

ORCHITE. On nomme ainsi l'inflammation des glandes humaines, ou plutôt de leurs enveloppes; c'est une maladie pénible qui marche avec une rapidité étonnante. — Comme toutes les maladies inflammatoires, elles réclament la diète, les adoucissants, parfois les émissions sanguines, surtout le calme et le repos.

(Voir Maladies viriles, p. 199.)

OREILLE (Anatomie de). Nous possédons de chaque côté de la tête une oreille, subdivisée en trois segments principaux : oreille externe, oreille moyenne, oreille interne. L'oreille externe est formée par une sorte de conque, que l'on nomme *pavillon*, et par un conduit qui est loin d'être direct. L'oreille moyenne est constituée par une sorte de caisse ou tambour, que l'on nomme *caisse du tympan.* La caisse du tympan est plantée entre deux conduits : le conduit extérieur dont nous venons de parler, et un conduit interne, qui s'ouvre dans l'arrière-gorge, et qu'on appelle *trompe d'Eustache.*

L'oreille interne a trois parties distinctes : le *vestibule*, les *canaux demi-circulaires* et le *limaçon*. C'est dans ces différentes parties que rampent les filets du nerf acoustique.

oir Cours d'Hygiène populaire, t. I, p. 87.)

OREILLE (Hygiène de l'). L'oreille a besoin des soins de propreté, non-seulement extérieurement, mais intérieurement. Elle est encombrée souvent d'une sécrétion jaunâtre, que l'on nomme *cérumen.*

(Voir Cours d'Hygiène populaire, t. I, p. 96.)

OREILLES (Corps étrangers dans les). S'il s'agit d'un corps dur, comme une pierre, un noyau, il faut l'ôter ou le faire ôter le plus promptement possible. Les pinces, les cure-oreilles, doivent faire leur office avant que survienne l'inflammation. S'il s'agit d'un liquide, une de ces petites seringues, dites à oreilles, suffit pour en débarrasser. On l'introduit vide et fermée dans le conduit auditif; puis on aspire, et le liquide obéit.

(Voir *Médecine des Accidents,* p. 297.)

OREILLES (Insectes dans les). Quand un insecte est introduit dans les oreilles, il faut verser, dans le conduit auditif, autant d'huile qu'il peut en contenir. Alors l'insecte, effrayé, se débat, sort ou meurt asphyxié.

(Voir *Médecine des Accidents,* p. 294.)

OREILLES (Remèdes contre les maux d'). Prenez : feuilles de guimauve, blanche-ursine, pariétaire, bétoine, puis des fleurs de lis et de camomille : faites bouillir et servez-vous-en en fumigations.

(Voir *Formules et Recettes,* p. 216.)

OREILLES (Pendants d'). Les pendants d'oreilles ne sont point nécessaires pour éclaircir la vue. C'est une erreur, c'est un préjugé.

(Voir *Cours d'Hygiène populaire,* t. I, p. 97.)

OREILLER. Les oreillers de plume sont souvent trop chauds pour les personnes nerveuses ; on les remplace alors avantageusement par des coussins de menue paille dite balles d'avoine.

(Voir *Cours d'Hygiène populaire,* t. I, p. 222.)

OREILLONS. Bien qu'ils ne frappent que sur les ganglions du cou, les oreillons sont des maladies éruptives, qui tiennent souvent à une cause générale. Il faut alors en craindre la répercussion et agir par les vomitifs, les purgatifs, etc.

(Voir *Santé des Mères et des Enfants,* p. 275.)

ORGANE. Tout organe de la machine humaine est doué d'une vie spéciale, et participe à la santé générale du corps tout entier. Un organe peut devenir plus impressionnable que les organes, ses voisins. Il subit alors presque toujours un retentissement particulier à chaque secousse générale.

(Voir *Encyclopédie de la Santé*.)

ORGE. L'orge ne donne point seulement une farine alimentaire. En grain, (orge mondé, orge perlé), il donne un excellent moyen de préparer des tisanes rafraîchissantes.

(Voir *Botanique médicale*, p. 54.)

ORIGAN. On pile les tiges de cette plante, puis on en exprime le jus. Le liquide obtenu, mêlé avec de l'eau tiède, fournit un très-bon remède contre les dents cariées.

(Voir *Botanique médicale*, p. 90.)

ORPIN. Les feuilles fraîches de cette plante, appliquées sur les coupures, en hâtent la cicatrisation.

(Voir *Botanique médicale*, p. 300.)

ORTIE (Remèdes contre les piqûres d'). Les feuilles de plantain, broyées entre les doigts et appliquées sur les piqûres, soulagent instantanément.

(Voir *Formules et Recettes*, p. 216.)

OS. Les os servent de soutien à toutes les autres parties du corps; c'est la charpente de l'édifice, charpente admirable. On a tort d'avoir peur de regarder un squelette; en y réfléchissant bien, on devrait, devant lui, rester dans une reconnaissante contemplation. Il y a des os longs, il y a des os courts. Tout cela a été bien combiné et bâti par le meilleur de tous les architectes. Le corps humain de vingt-cinq à trente ans contient jusqu'à deux cents os.

(Voir *Cours d'Hygiène populaire*, t. II, p. 279.)

OSMONDE. Fougère très-vantée contre les hernies. — On en fait un vin par macération qu'on prend à l'intérieur, par cuillerée. On se sert aussi de la poudre desséchée d'osmonde; que l'on l'applique en topique.

(*Botanique médicale*, p. 280.)

OVAIRE. Au-dessus de l'utérus, de chaque côté, à droite et à gauche, se trouvent deux petites pelottes, espèces de ruches, qui, dans chacun de leurs compartiments, contiennent des graines ou ovules, c'est pour cette raison qu'on les a nommées ovaires.

(Voir *Santé des Femmes*, p. 35.)

P

PAIN. Inutile d'expliquer ce que c'est que le pain. Pour être hygiénique, il doit être bien levé et bien cuit. Le pain rassis vaut mieux que le pain tendre. Chacun sait la différence qu'il y a entre le pain de froment et le pain de seigle ; il en existe même fait avec la farine de blé noir. Le pain de froment est de plusieurs qualités ; mais ce ne sont pas les premières qui sont les meilleures, car le pain de farine non blutée devient quelquefois, non-seulement un aliment excellent, mais un remède contre la constipation.

(Cours d'Hygiène populaire, t. II, p. 89.)

PALAIS. Voûte osseuse qui se trouve à la partie supérieure de la cavité buccale, qui est revêtue d'une muqueuse assez épaisse, comme celle des joues, et contient un certain nombre des papilles dégustatrices que nous avons constatées dans la langue.

(Voir *Cours d'Hygiène populaire,* t. I, p. 285.)

PALPITATIONS (Remède contre les). Sirop de pointes d'asperges. (Voir le mot *Hypertrophomanie.*)

(Voir *Formules et Recettes,* p. 217.)

PANARIS (Remèdes contre les). Application de l'onguent gris ; — Irrigations froides ; — œuf frais, dans lequel on trempe le doigt malade.

(Voir *Formules et Recettes,* p. 218.)

PANSEMENT (Des objets que nécessite un). Pour exécuter un bon pansement, il est trois choses nécessaires : de la charpie, des compresses et des bandes ; un corps gras, tel que le cérat, est aussi indispensable. Inutile de parler de la propreté toujours nécessaire.

(Voir *Art de soigner les Malades,* p. 288.)

PAPILLES NERVEUSES. On donne ce nom à l'efflorescence des filets nerveux qui arrivent à la peau, où ils s'épanouissent de façon à représenter assez bien la forme d'un petit champignon.

(Voir *Cours d'Hygiène populaire,* t. I, p. 117.)

PAPULES. Maladie de la peau consistant en de petites élevures sèches, pleines et solides, qui font saillie à la surface du corps.

(Voir *Trois Maladies réputées incurables,* p. 131.)

PARIÉTAIRE. Recueillie dans les décombres des vieux murs, cette plante passe pour être la plus riche en salpêtre ou nitre. Non-seulement on l'utilise en tisane, mais, en l'écrasant, on en fait des topiques qui rendent de grands services dans les accidents d'hydropisie.

(Voir *Botanique médicale,* p. 159.)

PARISETTE. Les propriétés médicales de cette plante

10.

sont tellement douteuses qu'il faut s'en défier. On les a vantées fort à tort contre les maladies nerveuses et mentales.

(Voir *Botanique médicale*, p. 189.)

PASSERAGE (Grande). Plante anti-scorbutique. Espèce de succédané du cochléaria.

(Voir *Botanique médicale*, p. 316.)

PASSIONS (Hygiène des). Le mot passion vient du mot *pati*, qui veut dire souffrir. On souffre pour un bon ou pour un mauvais motif. Dès que l'on souffre, on a transgressé les lois de l'hygiène. Sans doute, il y a des passions bonnes et des passions mauvaises. La satisfaction qui résulte des premières compense souvent la fatigue physique et intellectuelle qu'elles pourraient causer ; mais il est déplorable de voir un malheureux, qui, par ambition, envie ou intempérance, se jette dans les honteuses ornières de la satiété, de l'indigestion et de la décrépitude.

(Voir *Cours d'Hygiène populaire*, t. II, p. 246.)

PASTEL. On prétend que les feuilles vertes de cette plante, pilées, puis appliquées comme topique sur les avant-bras, coupent les fièvres.

(Voir *Botanique médicale*, p. 207.)

PATIENCE. On a prétendu que la patience purifiait le sang. Ses feuilles fraîches, appliquées sur les vieux ulcères, les modifient promptement.

(Voir *Botanique médicale*, p. 316.)

PATIENCE AQUATIQUE. La racine de cette plante donne

un suc avantageusement employé contre les accidents scorbutiques.

(Voir *Botanique médicale,* p. 134.)

PAUPIÈRES. En avant de chaque œil se trouvent deux voiles mobiles qui s'ouvrent et qui se ferment suivant la nécessité; ces sont les paupières. Sur le bord de ces paupières est un repli cartilagineux où se trouvent plantés les cils, petits soldats rangés en bataille pour empêcher l'entrée des corps étrangers. Derrière les paupières se trouve une muqueuse que les anatomistes appellent *conjonctive :* c'est elle qui, en s'enflammant, produit la plus vulgaire des maladies des yeux : la *conjonctivite.*

(Voir *Cours d'Hygiène populaire,* t. I, p. 57.)

PAVOT. Cette plante donne des fruits en tête, qui, soumis à une décoction, produisent un narcotique fort employé en lavements. Il faut en craindre l'abus. Une demi-tête est bien suffisante pour le médicament ci-dessus énoncé, destiné à une grande personne. On ne doit employer que le péricarpe et laisser de côté les graines.

(Voir *Botanique médicale,* p. 117.)

PEAU (Anatomie de la). La peau est composée de deux feuillets : le *derme* et l'*épiderme;* c'est dans le derme que se trouve le corps papillaire, c'est-à-dire les nerfs chargés de percevoir les sensations. C'est dans derme que se trouvent les vésicules où se forme la transpiration. Le derme est élastique, extensible. L'épiderme. feuillet extérieur de la peau, n'est qu'une espèce de vernis sec, inextensible, destiné à pallier la sensibilité du derme.

(Voir *Cours d'Hygiène populaire,* t. I, p. 146.)

PEAU (Hygiène de la). Il faut à la peau, non-seulement de la propreté, une chaleur suffisante, mais encore de la lumière. Inutile de parler des moyens préservateurs : habillements, habitations. Ces moyens varient suivant le pays.

(Voir *Cours d'Hygiène populaire*, t. I, p. 127.)

PÊCHER. On prétend que les feuilles de cet arbre fruitier, récoltées au printemps, et mises infusées dans du lait, ont des propriétés purgatives et vermifuges.

(Voir *Botanique médicale*, p. 223.)

PENDUS. Il existe chez les pendus deux causes de mort : la strangulation d'une part, et de l'autre la stagnation du sang qui s'est faite à la tête, le sang veineux n'ayant pu retourner au cœur. Non-seulement il faut agir comme pour les noyés et les asphyxiés (Voyez ces mots), mais, de plus, il faut à la tête, à la face, faire des frictions extérieures; puis, par des dérivatifs, attirer le sang aux extrémités. L'ignorance où sont bien des gens, de la philanthropie de nos lois et de nos coutumes, leur a fait sottement croire qu'on ne pouvait secourir un asphyxié ou un pendu qu'avec la permission d'un magistrat, ou par devant la justice. Bien des malheureux auraient pu être sauvés, si l'on n'avait point attendu, pour les décrocher, l'arrivée de M. le commissaire.

(Voir *Médecine des Accidents*, p. 108.)

PERCUSSION. On nomme ainsi un choc, un massage exagéré qui procède par choc, qui devient une sorte d'attaque, et comme un commencement de douleur. On l'emploie comme dérivatif.

(Voir *Cours d'Hygiène populaire*, t. I, p. 174.)

PERSONNES NERVEUSES (Hygiène des). (Voir l'explication du *système nerveux*, et consulter les conseils donnés aux ecclésiastiques atteints d'une surimpressionnabilité nerveuse; *Curés de campagne*, conseils relatifs à leur santé.)

'(Voir *Avis au clergé*.)

PERTES SÉMINALES. Elles sont ou involontaires ou provoquées. O vieillards de quinze ans ! ô vieillards de quinze ans ! Les voyez-vous ces pauvres enfants au teint hâve, aux membres grêles, au regard hébété, aux prunelles dilatées?... Ils regardent toujours avec inquiétude, bâillent souvent, mangent avec voracité, mais n'en maigrissent que davantage. Vieillards de quinze ans, votre guérison tient à vous; elle est dans la résipiscence! Du courage ! de la persévérance ! Et songez que la maladie volontaire dont vous êtes la cause peut aboutir à une catastrophe, vous jeter dans le fossé de l'idiotisme ou dans l'abîme de la folie.

(Voir *Maladies viriles*, p. 220 et suiv.)

PERTES UTÉRINES. Les pertes utérines proviennent de trois causes, ou d'un déplacement de l'utérus (Voyez *déplacements*) ou des érosions qui surviennent au col utérin, ou de ces verrues intérieures qu'on appelle *polypes*. (Voyez ce mot.)

(Voir *Santé des Femmes*, p. 194.)

PERVENCHE. Plante bonne contre les maladies laiteuses. On l'utilise en décoction pour tisane ou comme topique, que l'on applique sur les engorgements des seins.

(Voir *Botanique médicale*, p. 135.)

PESSAIRE. Espèce de tampon employé pour redresser les déplacements utérins. Il en est de toutes façons : en liége, en caoutchouc, en ivoire, etc. Je ne suis partisan d'aucun d'eux.

(Voir *Santé des Femmes*, p. 161.)

PETITE VÉROLE. (Voyez *Variole*.)

PHARYNX. Le pharynx est la partie du tube digestif qui, se rétrécissant en tube cylindrique, se rattache à l'arrière-gorge, vulgairement appelée gosier.

(Voir *Cours d'Hygiène populaire*, t. II, p. 49.)

PHELLANDRÉE. Les feuilles séchées de cette plante et incorporées dans du miel donnent une espèce de confiture très-bonne contre les maladies de poitrine.

(Voir *Botanique médicale*, p. 291.)

PIED (Anatomie du). Comme la main, le pied contient une charpente osseuse compliquée et considérable ; comme la main, le pied est pourvu d'une masse musculaire, de vaisseaux et de nerfs spéciaux. Chaque doigt, que l'on nomme alors orteil, est terminé par des ongles, et la peau qui recouvre le pied spécialement à sa plante, est une des plus résistantes du corps humain.

(Voir *Cours d'Hygiène populaire*, p. 265.)

PIEDS (Hygiène des). Les habitudes de notre civilisation nous ont fait adopter, pour préserver les pieds, des bas ou des chaussettes, des chaussons ou des sabots, ou toute autre chaussure. Ces vêtements sont des moyens adjuvants et préservateurs qui ne sont point à dédaigner. Le luxe a parfois amené des modes ridicules ; c'est lui qui a inventé les souliers trop étroits et les bottes impossibles. Les chaussures de bois sont les plus saines; les chaussures de cuir ordinaire valent mieux que les chaussures de cuir verni. Les bas de laine sont souvent bien nécessaires pour mettre les pieds à l'abri des variations atmosphériques de notre climat.

(Voir *Cours d'Hygiène populaire*, t. I, p. 272 et suiv.)

PIED D'ALOUETTE. Les graines de cette plante, macérées dans l'alcool, forment une teinture très-vantée contre les accidents asthmatiques.

(Voir *Botanique médicale*, p. 269.)

PIGAMON DES PRÉS. On emploie la décoction de racines de cette plante à la dose de 25 à 30 grammes pour 500 grammes d'eau. On fait bouillir, et l'on donne en plusieurs fois. C'est un bon purgatif.

(Voir *Botanique médicale*, p. 191.)

PILULES. On rencontre souvent des difficultés pour avaler ou faire avaler des pilules. Les pilules trop grosses peuvent être coupées. Si la forme ronde déplaît au gosier, on peut aplatir la pilule; puis il est des moyens de la cacher : dans un grain de raisin, dans des confitures, des morceaux de pruneaux, etc. Le moyen le plus sûr et le plus expéditif est le pain enchanté. On trempe l'hostie dans l'eau, on la place dans une cuiller, et l'on en fait un bol qui enferme exactement la pilule; en entourant ensuite ce bol avec de l'eau ou de la tisane, on avale, et la déglutition se fait toujours sûrement.

(Voir *Art de soigner les Malades*, p. 155.)

PIPE. (Voyez *Tabac à fumer*.)

PIPETTE. La pipette est un petit vase qui, au lieu d'être ouvert par le haut complétement, est recouvert d'un côté, et de ce côté se trouve un goulot, de l'autre une anse. A l'aide de cet instrument, on peut donner à boire aux malades couchés, sans s'exposer a renverser comme avec la cuiller.

(Voir *Art de soigner les Malades*, p. 316.)

PIQURES d'abeilles, araignées, fourmis, cousins et or- ties. (Voy. ces mots.)

PIQURES D'ÉPINGLE OU D'AIGUILLE (Remèdes contre les). Feuilles de bardane pilées appliquées sur la piqûre.

(Voir *Formules et Recettes*, p. 221.)

PISSENLIT. Bon dans les hydropisies, les obstructions du foie. Il est encore utile dans les débilitations d'esto- mac. On le mange en salade; on l'utilise dans le bouillon aux herbes, et son suc, extrait au printemps, est vrai- ment médicamenteux.

(Voir *Botanique médicale*, p. 160.)

PITUITES. Effet inévitable de la surabondance salivaire. Les pituites sont plus souvent causées par des excitants intempestifs, par une mauvaise alimentation. Après avoir été l'effet d'un trop plein, ce trop plein détermine une irritabilité qui prolonge le trop plein lui-même. On le voit, c'est un cercle vicieux.

(Voir *Cours d'Hygiène populaire*, p. 293.)

PITUITES (Remèdes contre les). Eau tonique nommée eau de santé.

(Voir *Formules et Recettes*, p. 221.)

PIVOINE. Plante antinerveuse, dont la racine à l'état frais, mise en décoction, a été vantée contre les morsures d'animaux venimeux et les plaies meurtrières.

(Voir *Botanique médicale*, p. 118.)

PLAIES. Les plaies sont dites simples quand elles n'ont qu'une ouverture, ou bien elles sont à lambeaux et alors plus compliquées. Dans les plaies simples, il suffit de réunir les bords de la plaie après l'avoir préalablement lavée, et de maintenir cette *réunion* avec des bandelettes de toile collante, sparadrap diachylum ou taffetas gommé. Dans les plaies à lambeaux, il est nécessaire de laver, non-seulement avec de l'eau tiède, mais avec de l'eau mêlée d'un peu de vin. Dans les plaies à lambeaux, on remet les lambeaux en place le mieux possible; on les maintient aussi avec une toile collante, et l'on panse avec des compresses et des bandes. Le premier pansement des plaies, doit généralement rester en place deux à trois jours; les suivants doivent être renouvelés toutes les vingt-quatre heures.

(Voir *Médecine des Accidents*, p. 204.)

PLAIES (Remèdes contre les). Coton cardé; — baume siccatif à base de sous-carbonate de plomb, de litharge et de charbon; — onguent avec litharge, vinaigre, huile de noix et un peu de poix-résine; — onguent siccatif; onguent dit de la peste; — décoction de feuilles d'olivier sauvage et de noyer; — huile avec vin rouge et racine hachée d'aristoloches rondes.

(Voir *Formules et Recettes*, p. 222.)

PLAIES et **ULCÈRES** des jambes (Remèdes contre les). Bandelettes de diachylum convenablement appliquées et renouvelées de temps en temps ; — pansement avec la toile de mai.

(Voir Formules et Recettes, p. 228.)

PLAN. Plan du cours d'hygiène. Dans chaque leçon on étudie l'organe d'abord, parce que, pour bien comprendre les soins nécessaires au jeu d'une mécanique, il est nécessaire de connaître les rouages de l'instrument. (Voir le mot *Anatomie*.) Après la description de l'organe nous indiquons les précautions à prendre pour le tenir en bonne santé, puis les soins efficaces pour le ramener de la maladie à la bonne santé; soins que nous avons assez pittoresquement intitulés : Hygiène en cas de maladie, hygiène de la convalescence.

(Cours d'Hygiène, t. I, p. 13.)

PLANTAIN. L'eau distillée de cette plante est un excellent collyre et très-bonne encore pour lotions, sur les ulcères blafards.

(Voir Botanique médicale, p. 56.)

POELE. Les poëles les meilleurs sont certainement ceux de faïence; mais tout le monde ne peut pas employer ce mode de chauffage. Si l'on est obligé au poële de fonte, il faut se garder de trop le chauffer. Puisque je parle des poëles en général, je ne saurais trop combattre à ce sujet un très dangereux préjugé : bien souvent, quand le poële ne fournit plus de fumée, on s'imagine qu'on peut fermer toute ouverture au combustible, en tournant les clefs préparées pour cet usage. Le poële ne fume plus; mais comme il ne peut continuer à brûler qu'en absorbant l'oxygène de l'air qui l'entoure, il rend ainsi l'habitation étouffante, en d'autres termes il asphyxie.

(Voir Cours d'Hygiène populaire, t. I, p. 248.)

POIREAUX ou **VERRUES** (Remèdes contre les)*.* Frictions avec les feuilles de campanule à feuilles de lierre ; — frictions avec les feuilles de véronique ; — frictions avec l'infusion des feuilles d'aigremoine et de figuier dans du vinaigre.

(Voir Formules et Recettes, p. 230.)

POISONS et **CONTRE-POISONS**. *Eau-forte, vitriol, eau de Javelle, vinaigre concentré.* Le contre-poison est la magnésie délayée dans un peu d'eau. On l'administre par deux et trois cuillerées à bouche. A défaut de magnésie, on peut employer la dissolution de savon ou de l'eau dans laquelle on a écrasé de la craie.

— *Potasse, soude, alcali, chaux vive.* Le contre-poison est le vinaigre et le jus de citron.

— *Sublimé corrosif.* Le contre-poison est le proto-sulfure de fer, substance qui ne se trouve que chez les droguistes et qu'on devrait avoir dans toutes les pharmacies de campagne. A son défaut, on délaye quatre à cinq blancs d'œuf dans de l'eau, et l'on en donne par demi-verre toutes les deux minutes.

— *Vert-de-gris.* Même contre-poison que pour le sublimé corrosif.

— *Mort aux rats, poudre aux mouches.* Le contre-poison le plus facile à employer est l'eau de chaux, eau que l'on obtient en faisant tomber de l'eau goutte à goutte sur la chaux vive. On a parlé encore du trioxyde de fer hydraté. Nous renvoyons à notre livre pour les détails à ce sujet.

— *Extrait de Saturne, céruse, sels de plomb.* Le contre-poison est la limonade sulfurique, que l'on prépare en mettant six à dix gouttes d'acide sulfurique dans chaque verre d'eau sucrée.

— *Pierre infernale.* Le contre-poison est la solution de

sel de cuisine, l'eau de laurier cerise, l'huile d'amandes amères, l'ammoniaque (dix à douze gouttes dans un verre d'eau).

— *Mouches cantharides.* Contre-poison : camphre en poudre.

— *Laudanum* et *graines de pavot.* Le contre-poison est le vinaigre et le café.

— *Champignons.* Il n'y a point encore de contre-poison bien certain. On a prôné le vinaigre; mais son effet n'est pas démontré. Comme dans tous les empoisonnements par les végétaux, il faut faire vomir et purger.

— *Verre pilé, farine de seigle gâtée.* Il n'y a point de contre-poisons spéciaux; mais il faut faire prendre des panades et des légumes aqueux, tels que : épinards, chicorée, choux bien cuits.

— *Sels d'étain.* Le contre-poison est le lait sous toutes ses formes, en liquide, en crème, en fromage même.

(Voir *Médecine des Accidents,* p. de 140 à 177.)

POISSONS. On mange des poissons de mer et des poissons d'eau douce. Les premiers sont plus substantiels que les seconds. Ils constituent un aliment agréable, mais dont il ne faut pas faire abus, à cause de la friture dans laquelle il est souvent nécessaire de les plonger.

(Voir *Cours d'Hygiène populaire,* t. II, p. 117.)

POITRINE (Remèdes contre les maladies de). Il est bien des bouillons pectoraux : — celui préparé avec un poulet, des navets, du riz, de la fécule de salep, du sel et des amandes douces écrasées; — ou bien avec un poulet dont on remplit le corps d'orge et que l'on sucre au lieu de saler; — sirop de limaçon; — sirop de Saint-

Georges; —eau de goudron; —bouillon de mou de veau avec des limaçons et du pas d'âne, une pincée de guimauve et de fleurs de coquelicot.

(Voir *Formules et Recettes*, p. 231.)

POLYGALA. La médecine n'emploie que les semences de cette plante. On en met trente à soixante gouttes dans un litre d'eau, on sucre à volonté. Bonne préparation dans les maladies catarrhales.

(Voir *Botanique médicale*, p. 92.)

POLYPES. Dans toutes les régions qui tapissent les muqueuses, dans le nez, dans les oreilles comme dans le canal adhérent, il se développe des espèces de verrues qui deviennent une cause de désordres; ce sont les polypes, polypes à base large ou à base pédiculée; polypes qui forment des corps étrangers en quelque sorte et déterminent souvent des hémorragies déplorables. Or, le seul moyen de s'en débarrasser est de les extraire; il faut alors les arracher comme on arracherait une mauvaise dent; ou, si l'on craint une hémorragie, les lier. La ligature est plus douloureuse, mais amène plus sûrement la chute. Quant au cancer, il réclame les mêmes opérations sans doute, mais le vice cancéreux bien souvent se répercute ou les cancers repullulent, et par conséquent le grand parti pris n'est pas toujours efficace.

(Voir *Santé des Femmes*, p. 196.)

POLYPES DU NEZ (Remèdes contre les). Poudre de gentiane délayée avec du suc de scrophulaire; — poudre d'héliotrope.

(*Formules et Recettes*, p. 235.)

POMMADE. Il est plusieurs espèces de pommades : des pommades médicamenteuses et des pommades simplement hygiéniques. C'est dans l'une et l'autre série que nous devons classer les pommades destinées aux cheveux. Il n'y a point de pommades, quoi qu'en disent certaines affiches, qui soient capables de faire revenir des cheveux sur les têtes chauves.

(Voir *Cours d'Hygiène populaire*, t. I, p. 39.)

POMMIER. Rien d'excellent comme l'eau de pommes dans les maladies inflammatoires. On coupe la pomme en quatre, on la fait bouillir et l'on sucre.

(Voir *Botanique médicale*, p. 56.)

POTENTILLE ARGENTINE. L'infusion de cette plante prise en tisane; — sa décoction prise en lavement, rendent de grands services contre la dyssenterie.

(Voir *Botanique médicale*, p. 275.)

POTIONS. Ce sont les pharmaciens qui généralement préparent les potions. Lorsque les potions contiennent des sirops, il faut pour les garder plus longtemps mettre les bouteilles qui les contiennent dans des vases pleins d'eau fraîche. Bien des potions contiennent des substances insolubles qui n'y sont qu'en suspension; il faut donc les agiter avant de les administrer. Quand le malade est très-faible, il faut, passant la main gauche sous l'oreiller du patient, soulever doucement sa tête avec le bras. Il ne faut pas trop remplir la cuiller présentée, de peur que le liquide ne bave et ne renverse. Il est des potions dans lesquelles les garde-malades sont chargées d'ajouter à chaque verre une goutte d'un autre liquide. En pareil cas, on prend une plume d'oie, on l'ouvre en biais et l'on s'en sert ainsi comme d'une petite cuiller.

(Voir Art de soigner les Malades, p. 147.)

POUMONS. Les poumons (ils sont au nombre de deux) sont les organes spéciaux de la sanguification. Ce sont eux qui sont chargés de transformer le sang noir en sang rouge. Ils sont composés d'artères, de veines, de tuyaux cartilagineux et d'un tissu vésiculeux dont on comprendra l'importance (voyez Mécanisme des poumons). De plus, ils sont aidés par une membrane résistante, musculaire, toujours vacillante, étendue horizontalement entre la poitrine et le ventre. C'est ce qu'on appelle le diaphragme. Il va sans dire qu'ils sont placés tout à l'entour du cœur. Perméables à l'air, logés dans une cavité qui peut se resserrer ou s'étendre, les poumons ne doivent jamais s'arrêter dans leurs fonctions.

(Voir Cours d'Hygiène populaire, t. II, p. 229.)

POUMON (Maladies du). Remède contre : Bouillon d'escargot, — graines d'ortie grièche, — boisson pectorale avec lichen d'Islande, eau, sucre, lait et sirop de pointes d'asperges.— Pour remplacer le lait d'ânesse, du lait de vache coupé au tiers et sucré avec du sucre de lait, — farine d'orge, hydromel, — sirop de choux, — sirop avec suc d'âche, de bourrache et de pariétaire, — sirop de rave, — topique avec du son et de l'eau-de-vie.

(Voir Formules et Recettes, p. 236.)

POUX. La malpropreté les engendre, l'incurie les laisse se multiplier. Les faire trop vite passer est alors une imprudence. Peignez, peignez, s'il est besoin, avec un peigne imbibé d'huile grasse, et ce n'est qu'après bien des soins qu'on peut saupoudrer la tête avec la poudre de staphysaigre. C'est un préjugé que de croire les poux nécessaires à la santé des enfants.

(Voir *Santé des Mères et des Enfants*, p. 319.)

POUX (Remèdes contre les). Lessive faite avec des cendres de racine de fougère, poudre d'angélique dans les cheveux.

(Voir *Formules et Recettes*, p. 242.)

PRESBYTIE. C'est une maladie de l'œil toute contraire à la *myopie*. (Voy. ce mot.) Dans la presbytie, la cornée devient trop plate; c'est pourquoi il faut lui venir en aide par des verres convexes.

(Voir *Cours d'Hygiène populaire*, t. I, p. 81.)

PRÊTRE PROFESSEUR. L'importance de sa mission est incontestable; les services qu'il rend sont journaliers; mais il est bon de lui dire la vérité tout entière ; c'est la timidité souvent et des scrupules compréhensibles qui poussent ordinairement le jeune clergé à suivre la carrière de l'enseignement. Il s'imagine que dans l'enseignement, il n'aura aucune des préoccupations du ministère. Il recule devant la charge d'âmes et le fardeau du confessionnal; il espère s'enhardir peu à peu, et aborder enfin les difficultés du sacerdoce. Il s'illusionne ; bien souvent sa timidité lui reste d'abord, puis la vie de prêtre instituteur a ses fatigues, ses anxiétés, tout aussi bien que l'existence du prêtre desservant.

(Voir *Avis au Clergé*, p. 194.)

PRÊTRES PROFESSEURS (Conseils destinés aux). J'ai, dans l'*Avis au Clergé*, détaillé une longue consultation;

je ne puis que l'analyser dans ce dictionnaire. — Fait :
Il est certain que c'est dans la jeunesse, que généralement les prêtres suivent la carrière de l'enseignement.
Il faut qu'ils prennent des allures graves, car ils deviennent professeurs ; ils embrassent une tâche ardue ; de
là mauvais sommeil, puis il existe dans l'enseignement
une responsabilité considérable. Si la surveillance n'est
pas bien exercée, que d'inquiétudes ! que de scrupules !
Souvent le prêtre, par son impressionnabilité, reçoit le
contre-coup de toutes les réprimandes ! Les repas sont
réguliers, mais si rapides ! La petite chambre du professeur n'est pas toujours bien aérée ; enfin, le professeur ne veut pas être ridiculisé par ses élèves. S'il
a des sueurs des pieds, il les fait passer ; des efflorescences à la peau, des saignements de nez, il prend tous
les moyens pour s'y soustraire. J'en réfère au conseil
d'hygiène donné relativement aux transitions brusques,
aux inconvénients d'une mauvaise réparation alimentaire, à la nécessité d'un bon sommeil, à l'importance
d'une aération pure, d'un milieu sain et vivifiant. En conséquence, je conseille de mettre de côté trop de scrupules. Il faut que la chambre du professeur soit ouverte
soir et matin ; il ne la doit point chauffer comme une
étuve. Certes, il faut travailler, mais ne pas prendre sur le
sommeil pour cela ; le travail du matin est bien préférable
à celui du soir ; le professeur est trop jeune encore pour
se calfeutrer ; l'exercice gymnastique lui est indispensable. Qu'il le fasse en dehors de l'institution, s'il le croit
nécessaire, mais qu'il se promène suffisamment. Il faut,
de plus, avoir un respect tout hygiénique pour les indispositions, telles que sueurs des pieds, saignements de
nez, hémorrhoïdes, etc., qui sont autant d'indispositions complémentaires. Le jeune professeur qui travaille
doit redouter les surexcitants, dont on fait trop souven

abus. L'usage du café noir devient tyrannique, et la servitude du tabac à priser est manifeste. Au reste, il faut éviter de tomber dans l'hypochondrie, c'est-à-dire dans ces préoccupations de santé que l'on a appelées maladie imaginaire.

(Voir *Avis au Clergé*, p. 154 à 176.)

PRIMEVÈRE. La plante entière, appliquée sur les articulations affectées de goutte, devient un excellent topique. La racine en infusion est vermifuge. Les feuilles, séchées, broyées et prises en guise de tabac, sont vantées contre le vertige.

(Voir *Botanique médicale*, p. 224.)

PROSTATE (Engorgement de la). La glande prostate n'entoure pas tout le col vésical ; elle s'enroule en fer à cheval à l'entour du canal de l'urètre ; c'est une glande des plus susceptibles, et dont l'engorgement (maladie très-fréquente) a pour effet, non-seulement d'empêcher l'émission des urines, mais de produire une constipation opiniâtre. Si l'engorgement est aigu, il faut le traiter par des sangsues ; s'il est chronique, par des fondants.

(Voir *Maladies viriles*, p. 174.)

PRUNELLIER. Outre les fruits de prunelliers, dont on fait une excellente tisane astringente, l'écorce de l'arbre, préparée par décoction, a été vantée comme un moyen fébrifuge.

(Voir *Botanique médicale*, p. 135.)

PUANTEURS DU NEZ (Remède contre les). Aspirer plusieurs fois par jour l'infusion de deux muscades dans du vin rouge.

(Voir *Formules et Recettes*, p. 242.)

PULMONAIRE. Avec du mou de veau, des oignons blancs et de la pulmonaire, on prépare un excellent bouillon pectoral que l'on sucre, soit avec de la cassonnade, soit avec de la réglisse.

(Voir Botanique médicale, p. 57.)

PULSATILLE. La poudre des fleurs et des feuilles sèches de cette plante forme un bon sternutatoire. Mais à l'état frais, elles sont imprégnées d'un suc tellement caustique qu'il tue les bestiaux.

(Voir Botanique médicale, p. 254.)

PURGATIFS. Quand un purgatif est franchement indiqué, il est d'une efficacité prompte et sûre; c'est la langue jaune et limoneuse, le manque d'appétit qui servent d'indication en cette circonstance. Les purgatifs comme les vomitifs doivent être pris généralement à dose fractionnée; telles sont les solutions salines ou sels chimiques. Les purgatifs gras, comme la mauve et l'huile de ricin, se prennent d'un seul coup. Pour aider aux effets du purgatif, il faut une dose notable de boisson délayante : bouillon aux herbes, eau de poulet, limonade cuite ou orangeade, etc.

(Voir Art de soigner les Malades, p. 129.)

PUSTULES. Petites tumeurs purulentes ayant ordinairement une base enflammée. Elles sont formées par l'épanchement d'une humeur qui se solidifie et devient croûte.

(Voir Trois Maladies réputées incurables, p. 140.)

PUSTULE MALIGNE ou CHARBON. La pustule maligne,

qui passe des animaux ou de leur dépouille à l'homme qui se met en contact avec eux, est une de ces terribles maladies qui ne peuvent être bien traitées que par un médecin. Le charbon chez les bestiaux provient toujours d'une mauvaise nourriture et d'une mauvaise habitation. Il faut donc veiller à l'un et à l'autre. Quant à la pustule elle-même, elle doit être cernée par la ligature, incisée, cautérisée, et en même temps, il faut donner aux malades une nourriture substantielle, un peu d'eau et de vin, quelque chose de tonique.

(Voir Médecine des Accidents, p. 231.)

PYLORE. Le pylore est un anneau résistant qui forme la porte inférieure de l'estomac. Il est chargé d'empêcher les aliments de sortir avant qu'ils ne soient chymifiés. S'ils se présentent pour passer sans être transformés suffisamment, le pylore les renvoie, les force de retourner dans la masse alimentaire en travail. Si cependant l'objet qui se présente ne peut être chymifié comme le noyau des fruits, certains légumes à écorce, vite le pylore s'ouvre béant pour le laisser passer.

Nota. Les maladies du pylore sont bien moins communes qu'on ne le dit vulgairement.

(Voir Cours d'Hygiène populaire, t. II, p. 51 et 60.)

PYROLE. Plante vantée comme astringente et fortifiante à la fois ; on l'emploie en infusion en feuilles pulvérisées.

(Voir Botanique médicale, p. 136.)

Q

QUINTEFEUILLE ou **POTENTILLE**. La racine est la seule portion employée en médecine. Les propriétés fébrifuges ont été constatées et vantées par Hippocrate lui-même.

(Voir *Botanique médicale*, p. 208.)

R

RAGE. La rage ne se transmet pas de l'homme à l'homme.

(Voir *Petites et grandes Misères*, p. 18.)

RAGE. La chaleur et la soif ne sont pas des causes de rage. Le printemps et l'automne sont des causes prédisposantes.

(Voir *Petites et grandes Misères*, p. 17.)

RAGE. C'est une imprudence que de tuer les chiens soupçonnés de rage. Ce chien, dénoncé, poursuivi, apparaît souvent avec les symptômes de la rage. Erreur! erreur heureuse; mais pour la démontrer, cette erreur, il faut enfermer et garder le chien.

(Voir *Petites et grandes Misères*, p. 15 et 17.)

RAGE. Toute morsure d'un animal bien reconnu enragé n'est pas essentiellement mortelle.

Le virus de la rage reste local assez de temps pour en combattre les dangers.

Pressez la plaie d'abord ;

Au-dessus de la plaie placez une ligature de façon à en empêcher l'absorption. — Cette ligature se fait avec une serviette pliée en cravatte ou tout simplement avec un mouchoir.

Et puis lavez, lavez à grande eau.

Si vous n'avez pu prendre toutes ces précautions, ayez du courage ; une fois rentré chez vous, élargissez la plaie, faites-la saigner.

La ventouse (voyez ce mot) vous rendra encore grand service pour la succion.

Enfin, si vous êtes inquiet, cautérisez, cautérisez la plaie. On la cautérise, soit avec un pinceau trempé dans l'acide nitrique, soit avec un morceau de fer rougi à blanc. Le caustique liquide a l'avantage de fuser et de pénétrer jusqu'au fond de la plaie ; de plus, il effraie moins que le fer rouge.

(Voir *Petites et grandes Misères*, p. 20 à 32.)

RAGE (Physionomie du chien enragé). Tristesse, frissonnements, fuite ; tels sont les signes précurseurs de la rage chez le chien ; mais il est deux symptômes caractéristiques, la demi-strangulation et la bave qui en résulte ; puis l'horreur des liquides, à tel point que l'on peut dire d'un chien qui boit, quel que soit son aspect, quelles que soient même les mucosités qui s'échappent de sa gueule, qu'il n'est point, qu'il ne peut pas être enragé.

(Voir *Petites et grandes Misères*, p. 13 et suiv.)

RAGE (Remède contre la). Nous avons publié dans l'*Encyclopédie de la Santé* un certain nombre de recettes contre ces maladies terribles qu'on appelle la rage. Nous ne pouvons en garantir l'efficacité ; mais il en est trois ou quatre que nous nous permettrons de recommander à tous. — Tel est le remède *cétoine dorée*. — Je me souviens, qu'étant enfant, je recueillais des cétoines dorées; je les appelais des petits boutons d'or, et je n'aurais jamais cru que la carapace de cet insecte pût devenir un médicament contre la rage. La cétoine est un insecte de la famille des pétalocères, dans les coléoptères. Elle possède un article à tous les tarses et ses antennes sont en masse feuilletée. Pilée, broyée, mise avec du beurre, comme la cantharide, la cétoine, appliquée sur les morsures d'animaux enragés, produit, dit-on, des effets médicamenteux incontestables.

(Voir *Petites et grandes Misères*, p. 58.)

Remède de M. Doudeauville.

Quatre espèces d'herbes : l'euphorbe, le vératre blanc, la renoncée, poivre d'eau, et l'ellébore vulgaire. — On prend une forte pincée de chacune d'elles, on la met dans une théière et on jette dessus de l'eau bouillante, comme pour une infusion de thé. Ce médicament se prend par verre de deux heures en deux heures. Si des vomissements se déclarent, il ne faut pas s'en effrayer. On suspend cependant et l'on ne recommence qu'à la dose d'un verre par jour.

(Voir *Petites et grandes Misères*, p. 53.)

Remède de mademoiselle Despose.

On prend une poignée de pâquerettes avec leurs racines bien lavées;
Une idem de sauge, une autre de rue;
Racine d'églantier coupée en minces éclats;
Deux ou trois scorsonères;
Deux ou trois gousses d'ail, suivant leur grosseur;
Une pincée de sel.
J'ajoute à ces substances de l'absinthe et du romarin,

afin de corriger le mauvais goût de la sauge et de la rue.

On pile le tout dans un mortier. Si ce mortier est de marbre, on y mêle deux tiers de litre de vin blanc. Le liquide est introduit dans une bouteille avec une bonne partie du marc.

Le malade prend chaque matin, pendant neuf jours, un demi-verre de cette liqueur. Il ne doit déjeuner qu'après un intervalle de deux heures. A mesure que le breuvage devient trouble, on ajoute un peu de vin qui s'aromatise dans la bouteille.

(Voir *Petites et Grandes misères*, p. 54.)

Autre remède.

Ammoniaque, le premier jour, 20 gouttes le matin, autant le soir, une heure avant de manger;

Le deuxième jour, on diminuera l'alcali de 4 gouttes le matin et de même le soir, toujours dans la même quantité d'eau;

Le troisième jour, on ne prendra plus que 12 gouttes le matin et le soir, conservant la même quantité d'eau.

Une femme ou un homme qui ne serait pas fort, ne prendra le premier jour que 16 à 18 gouttes d'alcali, suivant sa force, et ne diminuera chaque jour les gouttes que de 2 au lieu de 4 comme ci-dessus, toujours dans un verre d'eau.

Les enfants de 14 à 15 ans ne prendront que 14 à 16 gouttes, ou moins s'ils étaient faibles. Au-dessous de cet âge, on diminue l'alcali proportionnellement.

(Voir *Petites et grandes Misères*, p. 48.)

Remède proposé par M. Raspail.

Dès qu'une personne est mordue, on enveloppe la

surface entamée d'une compresse imbibée d'une eau sédative forte, pendant plusieurs heures;

On fait avaler de temps en temps un verre d'eau sucrée avec une cuillère à café d'eau sédative;

La personne gardera constamment dans la bouche un grumeau de camphre;

Elle mâchera soir et matin un petit fragment d'écorce de grenade, et prendra de l'aloès tous les trois jours avant dîner.

Si la rage vient à se déclarer, à l'instant on plongera le malade dans un de mes bains sédatifs; on lui arrosera le crâne d'eau sédative.

De force ou de gré on lui introduira dans la bouche une pâtée faite avec une gousse d'ail, une pincée de sel et une pincée de poivre, 25 centigrammes de camphre et 25 d'aloès, enfin la poudre d'un gramme d'écorce, non de racine de grenadier, mais de grenade, fruit du grenadier.

Au bout d'un quart d'heure, on sortira le malade du bain, et on le lotionnera d'eau sédative sur la poitrine, l'estomac, le dos et le crâne jusqu'à complète guérison, ce qui, j'en suis convaincu, ne tardera pas à se réaliser.

On pourra, pendant quelque temps, lui administrer par intervalles la même pâtée qu'il se contentera de garder dans la bouche quelques instants sans l'avaler.

(Voir les *Petites et grandes Misères*, p. 56.)

RAIFORT SAUVAGE. On l'emploie en sirop, en tisane ou topique. Il est bon comme antiscorbutique et efficace dans l'hydropisie.

(Voir *Botanique médicale*, p. 317.)

RATE (Remèdes contre les maladies de la). Bouillon de chou rouge, — topique avec fiel de bœuf et vinaigre, —

cataplasmes avec mie de pain, gros vin, poivre gris, muscade et clous de girofle; — emplâtre avec de la racine de chicorée, du beurre et du vin blanc; — autre emplâtre avec feuilles de verveine, blanc d'œuf, farine de pois et ognons de lis blanc; ce dernier emplâtre est un très-bon topique; on étend le mélange sur des étoupes.

(Voir *Formules et Recettes*, p. 242.)

RECTUM. Dernière partie du tube digestif qu'on a assez improprement appelé rectum, puisqu'il se contourne de manière à représenter la forme d'un S. Il est terminé par le sphincter anal.

(Voir *Cours d'Hygiène populaire*, t. II, p. 53.)

RÉGLISSE. La racine, coupée en petits morceaux, mise en macération pendant quelques heures, donne une tisane très-douce pour les entrailles.

(Voir *Botanique médicale*, p. 59.)

REINE DES PRÉS ou **ULMAIRE.** Plante tout récemment vantée, et avec raison, contre l'hydropisie. On met de 10 à 30 grammes de ses feuilles et fleurs pour un litre d'eau bouillante, et l'on en fait prendre par verrée à discrétion.

(Voir *Botanique médicale*, p. 161.)

REINS (Anatomie des). Les reins présentent dans leur texture trois portions différentes : la portion extérieure ou écorce, que l'on nomme corticale; la portion centrale, criblée de petits tubes, et que l'on appelle tubuleuse ; enfin, la portion interne, où se trouvent des espèces d'entonnoirs qu'on appelle calices, lesquels se rendent dans une poche unique, que l'on nomme bassinet. C'est du bassinet que partent les uretères.

(Voir Maladies viriles, p. 52.)

REINS (Remèdes contre les maladies des). Racine d'aunée séchée, pilée et prise en infusion dans du vin blanc ; — cataplasmes d'ognons cuits ; — cataplasmes de turquette ; — cataplasmes de son cuit dans le vin ; — cendres de cosses de fève, infusées dans du vin blanc ; — cendre de thym (feuille et racine) également infusée dans du vin blanc ; — l'eau rouge, dite vulgairement baume charitable, est un bon médicament non-seulement contre les maux de reins, mais dans beaucoup de cas.

(Voir Formules et Recettes, p. 242.)

RENONCULE ACRE et renoncule scélérate. —Ces deux espèces sont très-dangereuses. On en a utilisé les feuilles en topique.

(Voir Botanique médicale, p. 256 et suiv.)

RESPIRATION (anatomie de la). La respiration s'effectue par un appareil assez complexe. Deux ouvertures extérieures, les ouvertures du nez et de la bouche forment l'entrée de l'appareil, puis vient le larynx qui contient la glotte et les cordes vocales, la trachée, les bronches et les poumons.

(Voir Cours d'Hygiène populaire, t. II,
p. 162 et suiv.)

RESPIRATION (mécanisme de la). Le diaphragme s'abaisse, et par conséquent il aspire une certaine dose d'air atmosphérique qui s'engouffre, soit par la cavité de la bouche, soit par celle du nez. Cet air passe dans le conduit aérien, descend par les bronches jusqu'au fond des vésicules pulmonaires, et là il attend, non pas le contact immédiat, mais médiat, du sang noir que doit envoyer le centre de la circulation. Le sang arrive, et il s'opère une sorte de miracle instantané ; toute la partie carbonique est'enlevée au sang noir, et grâce à cette mystérieuse combustion, il reste un sang rouge et nourricier, qui est le sang artériel.

(Voir *Cours d'Hygiène populaire*, t. II, p. 208.)

RÉTENTION D'URINE (remèdes contre la). Cataplasmes avec du beurre frais et de la pariétaire hachée ; — infusion de carottes sauvages.

(Voir *Formules et Recettes*, p. 252.)

RÉTINE. La rétine est l'épanouissement du nerf des yeux ; c'est par elle que nous percevons et les couleurs et la lumière.

(Voir *Cours d'Hygiène populaire*, t. I, p. 56.)

RÉTRÉCISSEMENT URÉTRAL. Le rétrécissement urétral est toujours une maladie chronique, par conséquent une maladie sans fièvre et sans retentissement général ; mais cette maladie amène des désordres locaux qu'il faut craindre et qu'il faut combattre. Non-seulement le rétrécissement urétral, espèce de barrage placé intempestivement au milieu d'un canal titillé sans cesse par la sécrétion urinaire, peut produire des douleurs, du gonflement, des excoriations ; mais il peut être cause de fistules. Le médecin ! le médecin ! il faut absolument consulter un médecin !

(Voir *Maladies viriles*, p. 184.)

RHUMATISMES (remèdes contre les). Bains de vapeur économiques : Une assiette pleine de chaux que l'on humecte et que l'on introduit dans le lit; — frictions avec un onguent composé de beurre frais et de bon vin chauffés ensemble; — pommade à la graisse d'oie; — électuaire à la gousse d'ail; — briques à la vinaigrette; — liniments avec beurre et feuilles de sauge; — plâtre chauffé; — avoine grillée; — feuilles de frêne; — bains aromatiques de feuilles de lierre, c'est-à-dire des applications de feuilles végétales; — mixture avec suc d'artichaut, eau commune et sirop simple.

(Voir *Formules et Recettes*, p. 252.)

RHUME (remèdes contre le). Mixture ayant pour base la manne en larmes et le sirop d'ipécacuanha; — gelée de chou rouge; — tisane de pomme; — pâte de guimauve; — punch de Laennec.

(Voir *Formules et Recettes*, p. 259.)

RHUME DE CERVEAU. Un des meilleurs moyens de calmer le rhume de cerveau est de priser de l'amidon et du sucre, de renifler du lait dans lequel on a fait bouillir des figues grasses; — à l'aide d'une tasse remplie d'une infusion bouillante de mauve et coiffée d'un entonnoir renversé, faire dans les cavités nasales de petites fumigations.

(Voir *Médecine des Accidents*, p. 298.)

RICIN. On tire des grains de ricin une huile purgative que l'on est parvenu à épurer; de plus, il est démontré qu'une à deux cuillerées suffisent pour les adultes. — On prend cette dose en une fois dans du bouillon ou dans du thé.

(Voir *Botanique médicale*, p. 192.)

RIDES ET HALE DU VISAGE (remèdes contre les). Lait virginal, c'est-à-dire émulsions composées d'amandes douces et amères, d'eau de rose et de fleurs de benjoin.

(Voir *Formules et Recettes*, p. 266.)

ROMARIN. Les fleurs de cette plante en infusion (une pincée pour un litre d'eau) ou les sommités fleuries (15 à 20 gr. par litre), s'emploient contre les maladies spasmodiques. Dans un demi-litre d'alcool ou un litre de vin, une poignée de romarin donne un remède bon contre les rhumatismes.

(Voir *Botanique médicale*, p. 119.)

RONCES. La tisane de ronces se prépare par infusion; elle est rafraîchissante, astringente et réussit très-bien contre la diarrhée.

(Voir *Botanique médicale*, p. 138.)

ROSE DE PROVINS. Excellent astringent, bon pour lotions et injections ou collyres. On utilise les fleurs soit en les faisant bouillir dans de l'eau simple, soit en les faisant bouillir dans du vin.

(Voir *Botanique médicale*, p. 139.)

ROUGEOLE (caractères de la). La rougeole est une maladie de la peau, le plus souvent contagieuse, caractérisée par de petites taches rouges, tantôt isolées, tantôt réunies par plaques. Cette maladie est toujours

accompagnée de signes caractéristiques : toux, larmoî-
ment des yeux, rhume de cerveau. C'est une affection
sans gravité la plupart du temps ; mais sa disparition
subite, annonçant une répercussion, doit faire craindre
des symptômes funestes. La rougeole doit être soignée
dès ses débuts.

(Voir *Santé des Mères et des Enfants*, p. 195.)

ROUGEOLE (complication de la). Il est une particula-
rité qu'ignorent les gens du monde, c'est que la rougeole ne frappe pas seulement sur la peau extérieure,
mais elle agit, et bien plus longtemps, sur la peau intérieure que l'on appelle muqueuse. C'est pourquoi il est
bon de ne pas croire la rougeole passée, parce que les
boutons ont disparu et que la desquamation semble
terminée. Il ne faut pas moins de vingt-un jours, c'est-
à-dire trois septenaires, pour croire cette maladie éruptive complétement guérie ; sans quoi, surviennent bien
souvent des gonflements inattendus, des engorgements
ganglionnaires et des embarras intestinaux, qui sont à
redouter.

(Voir *Santé des Mères et des Enfants*, p .200.)

ROUGEOLE (marche de la). La rougeole a des périodes
bien tranchées qu'il est important de connaître. Elle
dure généralement à peu près sept jours dans ses apparences extérieures. Il est une période que nous appellerons période d'invasion, que d'autres ont appelée période d'incubation. Il semble qu'une graine maladive se
trouve jetée dans l'organisme et ait besoin de germer.
Au bout de trois jours, en général, arrive la période
d'éruption. Cette phase dure deux ou trois jours aussi,
pour faire place au dénouement de la maladie ; c'est-à-

dire à la période de desquamation. Les boutons s'effacent, l'épiderme farine et se lève par plaques. Ces diverses périodes de la rougeole n'ont pas toujours une précision mathématique; mais nous indiquons la marche la plus habituelle de la maladie.

(Voir *Santé des Mères et des Enfants*, p. 197.)

ROUGEOLE (traitement de la). Chaque période nécessite des soins particuliers. Au début, et quand on n'est point encore certain d'une maladie éruptive, il faut cependant prendre des précautions : régime alimentaire très-modéré; séjour au lit et peu de travaux intellectuels. Aussitôt que survient l'éruption, il est d'usage d'agir par de petites purgations. Comme cette éruption ne peut se faire que par une expansion à la peau, bien souvent on l'entrave, on l'empêche par des saignées intempestives. Que de pauvres enfants ont été victimes de cette malheureuse manie! Ils ont mal à la gorge, on leur met des sangsues, on leur ôte ainsi une grande partie des forces générales, et la rougeole, ne pouvant plus sortir, frappe ou sur la poitrine ou sur la tête, et amène parfois les plus graves accidents. Dans la seconde période, c'est-à-dire quand la rougeole est bien sortie, on doit éviter dans le traitement deux choses contraires : il faut craindre les refroidissements et redouter tout excès de chaleur.

On agit bien par des boissons délayantes; il faut toujours le séjour au lit. La diète est nécessaire; malheureusement il est des enfants qui ne peuvent pas la supporter; alors, il faut user d'un peu de diplomatie et amuser l'estomac par des aliments bien légers.

Dernières recommandations. — La convalescence de la rougeole est aussi importante à soigner que la rougeole même, et je crois que pendant les vingt et un jours de cette convalescence, un enfant ne peut être sans imprudence exposé à des courants d'air ou aux variations atmosphériques, sans porter de la flanelle sur la peau. A tout prendre, la flanelle est moins pénible que les vésicatoires; toutefois, quand, à la suite des rougeoles, surviennent les gonflements et engorgements œdémateux, ce sont les vésicatoires volants qu'il faut; c'est un remède pénible, sans doute, mais presque toujours efficace.

(Voir *Santé des Mères et des Enfants*, p. 202.)

ROUGEURS, CHALEURS, TANNES et **TACHES DE ROUSSEUR** (remède contre les). Une pommade fort adoucissante dont les parties les plus importantes sont : l'huile de pavot et de plantain, — un œuf frais dans du jus de limon, — l'eau de fenouil et de rué, — eau de fraises.

(Voir *Formules et Recettes*, p. 37.)

ROUGEURS DU VISAGE (remède contre les). Compresses imbibées d'un topique composé d'eau de rose, de vinaigre rosat, de jus de limon et de soufre blanc.

(Voir *Formules et Recettes*, p. 266.)

RUE. Les feuilles pilées de cette plante sont fort employées en médecine contre les accidents hystériques. On se sert de cette poudre pour faire des pilules; on emploie aussi la rue en décoction.

(Voir *Botanique médicale*, 283.)

S

SAFRAN. L'infusion de safran prise le matin peut porter remède assez promptement à des retards fonctionnels...

(Voir Botanique médicale, p. 285.)

SAGITTAIRE. Employée en cataplasme et même parfois en aliment.

(Voir Botanique médicale, p. 59.)

SAIGNÉES. Les saignées sont d'ordinaire pratiquées par un médecin. Il faut lui préparer deux ou trois compresses, une bande roulée à peu près large de trois doigts, puis un vase ou cuvette pour recevoir le sang. La saignée faite, il faut près du malade, beaucoup de surveillance; car si le sang venait à recouler, il pourrait donner lieu à une hémorragie redoutable. Pour arrêter le sang, s'il repartait, il suffit de plier énergiquement l'avant-bras sur le bras, puis on glisse une compresse d'eau froide sur la petite blessure, et, prenant une bande nouvelle, n'étendant le bras que peu à peu, on serre énergiquement. — Aux gens du monde qui ont le courage de saigner, je recommande de ne jamais faire de saignées inutiles. La petite opération chirurgicale étant décidée, on doit bien s'assurer de la place de l'artère, qui est toujours reconnaissable à ses battements, et n'avoir jamais l'imprudence d'ouvrir une veine trop proche du vaisseau artériel.

(Voir Art de soigner les Malades, p. 208.)

SAIGNEMENTS DE NEZ. Bien des saignements de nez sont sans conséquence, mais il en est qu'il est urgent de faire cesser. — En faisant priser de l'alun j'ai pu arrêter des hémorragies redoutables. Enfin il est un moyen mécanique bien facile à employer : il faut faire lever et tenir en l'air les deux bras de la personne prise d'un saignement de nez.

(Voir Médecine des Accidents, p. 300.)

SALADE. La salade est un aliment préparé avec les feuilles ou tiges de certains végétaux : laitues, romaines, chicorée, etc. — De ces végétaux, les uns sont amers, les autres un peu sucrés. — Les salades s'assaisonnent généralement avec de l'huile et du vinaigre, du poivre et du sel. Les salades les plus digestives sont les salades amères.

(Voir Cours d'Hygiène populaire, t. II, p. 97.)

SALIVE. La salive est sécrétée par des glandes nommées salivaires, situées derrière la muqueuse buccale, c'est-à-dire la peau intérieure qui revêt la langue, l'arrière-gorge et les joues. On prétend même en avoir trouvé dans les lèvres. Les glandes salivaires sont chargées d'apprécier la sapidité, puis de sécréter un liquide salin, qui, imprégnant le bol alimentaire, sert à la digestion ; c'est pour cela qu'il ne faut point mâcher trop vite.

(Voir Cours d'Hygiène populaire, t. I, p. 286.)

SANG. Le sang est le liquide nourricier provenant du chyle (voy. *Digestion*), et qui porte à tous nos organes la substance et la vie. Toutefois, il est deux espèces de sang, le sang noir et le sang rouge (voy. *Respiration*). Le sang noir, qui contient tous les éléments du sang artériel, est cependant un sang si imparfait qu'il devient un véritable poison (voy. *Asphyxie*).

(Voir *Cours d'Hygiène populaire*, t. I, p. 149.)

SANGSUES (Application des). S'il se trouve des poils sur les régions où l'on doit appliquer les sangsues, il faut les couper.

On peut aiguiser l'appétit des sangsues en les passant dans de l'eau rougie ou de l'eau vinaigrée. — De tous les moyens employés pour l'application des sangues, les plus connus sont le linge et la main, le verre vide; mais il en est un troisième plus prompt : il consiste à enfermer les sangsues dans une pomme que l'on a coupée puis creusée avec un couteau.

(Voir *Art de soigner les Malades*, p. 164.)

SANGSUES (Dégorgement des). Les sangsues peuvent resservir, mais il faut les faire dégorger dans une terrine remplie de cendre; puis on les lave et on les met dans un bocal rempli d'eau bien propre qu'il faut renouveler tous les deux ou trois jours.

(Voir *Art de soigner les Malades*, p. 185.)

SANGSUES (Moyen d'arrêter le sang fourni par les piqûres des). L'amadou et la simple pression. — Un petit bouchon d'amadou introduit dans les piqûres : — passer sur l'amadou qui recouvre les piqûres une cuillère contenant des charbons allumés; — du linge brûlé, —

de la toile d'araignée, — forte compression avec les
doigts, puis un homme expérimenté, qui cautérise ou
qui lie.

(Voir *Art de soigner les Malades*, p. 178.)

SANGSUES (Moyen pour faire tomber les). Il suffit de
leur mettre un peu de sel sur le dos ou un peu de
poivre, ou bien encore du tabac à priser.

(Voir *Art de soigner les Malades*, p. 177.)

SANICLE. Plante vantée contre les contusions. La décoction de ses racines s'applique par des compresses à
l'extérieur.

(Voir *Botanique médicale*, p. 272.)

SANTÉ DES FEMMES. Elle est généralement débile,
bien heureux quand elle n'est point déplorable. Les
causes sont nombreuses : la surimpressionnabilité des
femmes, leur nervosité excessive, et ce que j'ai appelé
leur faculté inflammatoire; de là, maux d'estomac, pal-
pitation de cœur, prédisposition au rhume, au catarrhe
et à la phthisie. — L'éducation des femmes y est-elle
pour quelque chose? Je le pense. — La mode et le
genre d'habillement qu'elle impose est souvent bien funeste.

(Voir *Santé des Femmes*, p. 14 et suiv.)

SANTÉ DES FEMMES (Lettres sur la). Nous avons fait
un ouvrage spécial sur la santé des femmes. Nous l'a-
vons écrit avec les précautions et toute la retenue
qu'un pareil sujet impose; nous avons cru même, en le
dédiant à une sœur de charité, montrer que nous vou-
lions garder toute la gravité et toutes les convenances

indispensables. Nous avons intitulé notre travail, ouvrage confidentiel : ce mot *confidentiel* indiquait que le livre ne devait pas être mis entre toutes les mains. — Notre petit dictionnaire, au contraire, est destiné à tout le monde. Afin de ne point tomber dans des détails qui pourraient rendre ce volume dangereux, nous sommes resté très-succinct dans les descriptions anatomiques et dans l'étude spéciale de certaines maladies.

(Voir *Santé des Femmes*, p. 4.)

SAPIN. On utilise les jeunes bourgeons de sapin en les faisant infuser; toutefois après les avoir préalablement passés à l'eau chaude. — On sucre, puis on laisse prendre à volonté.

(Voir *Botanique médicale*, p. 162.)

SAPONAIRE. La décoction de saponaire est fort employée contre les dartres. On en fait encore des cataplasmes bons contre les engorgements.

(Voir *Botanique médicale*, p. 273.)

SARRIETTE. Plante très-aromatique, considérée comme stimulante et vermifuge. Les sommités fleuries desséchées servent à faire une infusion, que l'on fait boire par petites tasses, le matin à jeun, de demi-heure en demi-heure.

(Voir *Botanique médicale*, p. 225.)

SAULE BLANC. L'écorce de cet arbre est peut-être le meilleur succédané indigène du quinquina. — C'est à la fin d'avril qu'il faut recueillir cette écorce. On la fait sécher, et on l'emploie, soit en infusion, soit en décoction, soit en poudre.

(Voir *Botanique médicale*, p. 210.)

SAUGE. 15 à 30 grammes de feuilles de sauge, mises infusées dans un litre d'eau bouillante, constituent un excellent remède dans les sueurs nocturnes et les diarrhées débilitantes.

(Voir *Botanique médicale*, p. 73.)

SCABIEUSE. Le suc de scabieuse, ou la décoction de ses feuilles desséchées, sont efficaces dans les maladies dartreuses. On les emploie en frictions.

(Voir *Botanique médicale*, p. 274.)

SCARLATINE. Fièvre éruptive, qui, trop souvent, dès son apparition, comme la plupart des maladies éruptives, fait craindre de graves et terribles dangers. — On l'appelait fièvre pourprée et on la déclarait fort redoutable. L'éruption de la scarlatine n'est point celle de la petite-vérole, ni celle de la rougeole non plus. Elle s'annonce, non plus par des larmoiements, de la toux et quelques malaises, mais par une fièvre intense, un violent mal de tête et un mal de gorge, qui va toujours croissant, à tel point, que plusieurs auteurs ont prétendu que la gorge était le véritable point de départ de la maladie.

(Voir *Santé des Mères et des Enfants*, p. 257.)

SCARLATINE (Complication de la). Il est deux complications à redouter dans la scarlatine : l'exagération du mal de gorge, qui peut aller, comme dans le croup, jusqu'à déterminer la strangulation! puis, une sorte d'infiltration séreuse, c'est l'*anasarque scarlatineuse.*

(Voir *Santé des Mères et des Enfants*, p. 258.)

SCARLATINE (Début, marche et terminaison de la). Frissons avec des alternatives de chaleur; sentiment de soif inextinguible, mal de tête violent, courbature générale, tels sont les premiers débuts de la maladie, puis la peau se boursoufle; de tous côtés surviennent des démangeaisons; enfin, apparaissent des taches, séparées d'abord, mais qui ne tardent point à se réunir pour former des plaques, lesquelles plaques, rouges, irrégulières, représentent assez bien des cartes géographiques. La fièvre continue toujours ainsi que la soif, et la langue devient sèche et rouge comme la betterave; mais dès le septième jour, les taches pâlissent, les gonflements s'affaissent, avec la convalescence commence la période de desquamation.

(Voir *Santé des Mères et des Enfants*, p. 260.)

SCARLATINE (Traitement de la). Diète, boisson rafraîchissante, séjour au lit. — Craindre les émissions sanguines et les lotions d'eau froide conseillées par quelques médecins anglais. — Contre le mal de gorge, un vomitif est le moyen le plus efficace. On peut aussi rafraîchir la gorge par des irrigations, et employer contre l'anasarque les diurétiques, la chaleur et la transpiration. Parfois il faut des frictions avec des flanelles imprégnées d'un liquide aromatique; souvent même il faut en arriver aux vésicatoires, qu'il est urgent de faire camphrer.

(Voir *Santé des Mères et des Enfants*, p. 262.)

SCEAU DE SALOMON. Plante dont la racine s'emploie en tisanes ou en cataplasmes pour les contusions, les panaris, et même dans les cas de hernie peu graves.

(Voir *Botanique médicale*, p. 141.)

SCIATIQUE (*Remède contre la*). Suc extrait de l'artichaut.

(Voir *Formules et Recettes*, p. 269.)

SCILLE. Les bulbes de la scille, que l'on recueille en automne et dont on ne garde que les écailles blanches, servent à préparer une décoction employée en fomentation et en embrocation. On en fait aussi une tisane qui, à l'aide du miel et du vinaigre, prend des propriétés très-rafraîchissantes. — On prépare encore un vin scillitique très-vanté contre les hydropisies.

(Voir *Botanique médicale*, p. 165.)

SCORDIUM OU GERMANDRÉE AQUATIQUE. Employée en infusion comme anti-nerveuse, cette plante entre en forte dose dans la confiture pharmaceutique qu'on appelle *diascordium*, et qui est un très-bon remède contre la diarrhée.

(Voir *Botanique médicale*, p. 318.)

SCROFULAIRE. Cette plante ne sert qu'extérieurement, en topique; pilée avec du beurre frais, on l'applique sur les engorgements.

(Voir *Botanique médicale*, p. 305.)

SCROFULE. L'affection scrofuleuse ne surgit guère que chez les individus lymphatiques, les sujets à peau

blanche, dont les cheveux sont blonds ou roux. — Les
sujets lymphatiques voués aux scrofules ont de longs
cils aux paupières, des lèvres épaisses, des dents très-
blanches, mais disposées à la carie. — Quand une maladie scrofuleuse se déclare, tout l'organisme du malade, toute sa vitalité s'en ressent : langueur, marasme.
La langueur précède les tumeurs; puis viennent les abcès, qui épuisent, et le marasme, qui termine tout...

(Voir *Trois Maladies réputées incurables*, p. 201.)

SCROFULES. (Apparences diverses des maladies scrofuleuses.) Les scrofules tiennent à un vice intérieur,
qui se dénonce sous des apparences diverses. C'est dans
toutes les régions du corps qu'il porte ses ravages; tantôt c'est dans les ganglions du système lymphatique;
tantôt c'est dans le ventre, ou bien encore dans les articulations. Le vice scrofuleux n'a jamais pu être physi-
quement démontré. Cette maladie n'est point inocula-
ble : les maladies dartreuses, certaines maladies spécifiques ne le sont pas davantage.

(Voir *Trois Maladies réputées incurables*,
p. 207 et suiv.)

SCROFULES. (Hygiène nécessaire dans les). Bon nombre d'affections scrofuleuses sont héréditaires, mais
beaucoup s'acquièrent; elles proviennent le plus souvent
d'une alimentation insuffisante ou insalubre, d'une eau
craieuse mal aérée, ou d'une atmosphère viciée, humide, malsaine. — *Axiome :* les scrofules sont souvent
la punition de la malpropreté.

(Voir *Trois Maladies réputées incurables*,
p.212 et suiv.)

SCROFULES (Traitement des). Je suis parvenu à faire fondre des tumeurs scrofuleuses par une compression douce et égale, et par la stimulation quotidienne et locale des courants électriques.

(Voir *Trois Maladies réputées incurables*, p. 242.)

SCROFULES (Traitement des). Il est un moyen très-vanté contre les maladies scrofuleuses : c'est l'iode, l'iode contenu dans une préparation presque alimentaire appellée huile de foie de morue ; ou l'iode donné dans une tisane amère, mais l'iode soluble, c'est-à-dire l'iodure de potassium.

Non-seulement on donne l'iode à l'intérieur, mais aussi on l'emploie à l'extérieur, en bains, en compresses. Ce qu'il importe de faire remarquer, c'est que l'iode n'est point un médicament toujours sûr et que les résultats n'en sont favorables que quand ils sont appuyés par des moyens hygiéniques : grand air, air de la mer, insolation. — Les bains salés sont encore des moyens fort efficaces. — Les bains sulfureux ont été très-prônés, mais ils ne me semblent pas d'une efficacité incontestable. Les scrofules sont si souvent le résultat de maladies spécifiques dégénérées, que les mercuriaux, en pareille circonstance, rendent de grands services. Au reste, pour tous les moyens médicamenteux, nous renvoyons aux formules données dans le volume des *Trois Maladies réputées incurables*, p. 224 et suiv.

SÉCRÉTIONS. Nous avons des sécrétions de bien des natures. Outre la *sécrétion* lacrymale, — la *sécrétion* des oreilles et du nez, la *sécrétion* des glandes salivaires, la *sécrétion* de la transpiration, la *sécrétion* urinaire, nous avons les grandes *sécrétions* intérieures, comme celles du foie; il en est de particulières, celles que nous avons appelées *sécrétions menstruelles,* et sécrétion de l'*humeur spéciale.*

(Voir *Santé des Femmes* et *Maladies viriles.*

SÉCRÉTION URINAIRE (Appareil de la). L'appareil de la sécrétion urinaire, sans être très-compliqué, se compose de différentes parties : les reins, les uretères, puis un réservoir qu'on appelle *vessie,* enfin un conduit qui permet aux liquides d'être rejetés à l'extérieur.

(Voir *Maladies viriles,* p. 38.)

SÉCRÉTION DE L'HUMEUR SPÉCIALE (Hygiène de la). Au moment où les glandes humaines commencent leur travail, l'organisme entier s'en ressent. La voix change, l'enfant devient homme, quand se passe le mystérieux travail de la puberté. Point de médicaments dans cette circonstance; des fortifiants, si vous voulez, des anti-nerveux, mais laissez la nature agir.

(Voir *Maladies viriles,* p. 105.)

SÉCRÉTION URINAIRE (Hygiène de la). La peau, en contact avec le liquide fourni par la sécrétion urinaire, rougit et finirait par s'excorier; de là, la nécessité de changer souvent les langes des tout petits enfants; mais il est imprudent de stimuler sans cesse ces enfants à l'accomplissement des émissions d'urine. Nous avons dans nos habitudes françaises une déplorable coutume : dès qu'un homme, jeune ou vieux, éprouve le besoin de rejeter au dehors le produit de la sécrétion urinaire, il s'arrête contre une muraille et se satisfait. Les femmes, qu'une pudeur bien naturelle oblige à l'abstention, ont la vessie beaucoup plus dilatée et des besoins bien moins fréquents.

(Voir *Maladies viriles,* p. 70 et suiv.)

SÉCRÉTION URINAIRE (Mécanisme de l'émission de la). L'urine tombe goutte à goutte dans la vessie. Elle s'y accumule ; puis, arrivée à une certaine quantité, après un séjour de quelques heures, elle exerce sur les parois vésicales une titillation. La vessie se contracte alors, le diaphragme lui-même vient à son secours, s'il est besoin, et l'émission a lieu.

(Voir *Maladies viriles,* p. 65.)

SÉCRÉTION URINAIRE (Préjugé au sujet de la). J'ai souvent entendu dire que les personnes qui font abus du sel sont atteintes de la pierre ; on m'en donnait une explication toute chimique, mais une explication mauvaise et que je ne puis admettre. — Les élaborations vitales sont différentes des élaborations chimiques.

(Voir *Maladies viriles,* p. 104.)

SEDUM ACRE. Appliquée à l'extérieur, cette plante est efficace contre les plaies, les engorgements et même, dit-on, contre les cancers.

(Voir *Botanique médicale,* p. 319.)

SEIGLE (Ergot du). Petit champignon parasite qui vient sur les épis de seigle et les dénature. C'est un médicament fort employé en médecine ; mais qui ne peut être employé sans danger par des gens inexpérimentés.

(Voir *Botanique médicale,* p. 245.)

SEINS (Remèdes contre les gerçures des). Application de la teinture de benjoin.

(Voir Formules et Recettes, p. 270.)

SEINS (Tumeurs des). La glande mammaire est sujette à des maladies bien diverses. Ne parlons point de son inflammation aiguë ; ne parlons même pas de son inflammation chronique ; l'une et l'autre se terminent le plus souvent par des abcès que le médecin seul peut traiter ; mais parlons des engorgements qui déterminent de petites tumeurs dont on ne s'aperçoit pas d'abord ; tumeurs indolentes, qui n'amènent aucun désordre dans l'économie, qui semblent pouvoir rester là sans qu'on s'en occupe, et qui sont causes souvent de cette affreuse maladie que l'on appelle cancer.

(Voir Santé des Femmes, p. 240.)

SERPOLET. Plante donnant une bonne tisane (deux ou trois rameaux dans un litre d'eau). Elle est employée contre les flatuosités et la toux convulsive.

(Voir Botanique médicale, p. 120.)

SÉTON. Le séton est une plaie sous-cutanée que détermine une opération chirurgicale. Le premier pansement d'un séton doit être fait par un chirurgien ; mais le suivant peut être fait par tout le monde ; un morceau de linge, c'est-à-dire une mèche, est passée dans la plaie. Il s'agit de la changer de place ou de la renouveler. Grande propreté ! On panse le séton comme les plaies ordinaires.

(Voir Art de soigner les malades, p. 281.)

SEVRAGE. Pour sevrer un enfant, il faut attendre qu'il

ait déjà acquis une certaine force. Il faut généralement qu'il ait de douze à quinze mois. Il est nécessaire de le préparer à ce sevrage par des manœuvres transitoires; ainsi on commence à lui faire manger quelques potages; mais une fois le sevrage décidé, il y faut mettre une certaine sévérité : plus de lait; que l'enfant pleure ou crie! attendez que la faim le sollicite pour lui faire accepter une nourriture plus substantielle. Le sevrage ne doit être aussi sévèrement exécuté que quand les orages de la dentition sont passés.

(Voir *Santé des Mères et des Enfants*, p. 80 et suiv.)

SEVRAGE (Conseils aux mères et aux nourrices qui viennent de sevrer). Grandes précautions. — Gare aux courants d'air! — Nécessité de la diète. — Séjour au lit, afin de faciliter une transpiration générale. De plus, sur les seins engorgés on applique un corps gras : suif, huile, etc.; enfin, il est souvent nécessaire d'avoir recours à une petite dérivation intestinale, en d'autres termes, il est urgent de prendre une purgation.

(Voir *Santé des Mères et des Enfants*, p. 100.)

SIGNES PRÉCURSEURS DE LA MORT. Les signes, quelque graves qu'ils apparaissent, ne sont point toujours dangereux. Il est des symptômes dénoncés par l'expérience comme redoutables, qui passent et s'éteignent sans être suivis de réels inconvénients.

(Voir *Avis au Clergé*, IIIe part., p. 217.)

SIGNES GÉNÉRAUX (précurseurs de la mort). Les maladies inflammatoires deviennent souvent meurtrières quand elles arrivent à la période de suppuration. La compression du centre nerveux ou cerveau, déterminée

par une tumeur ou causée par une extravasation sanguine, est le plus souvent une affection terrible ; car
le cerveau, ne stimulant plus aucun des autres organes,
le cœur s'arrête, le tube digestif cesse ses fonctions, la
respiration elle-même se trouve suspendue, la vie
s'éteint.

Toutes les fois qu'il y a tubercules ou cancer, il y a
menace de mort.

(Voir Avis au Clergé, p. 222 et 223.)

SIGNES TIRÉS DU VISAGE (précurseurs de la mort). Un
visage très-pâle comme un visage exagérément rouge sont
de mauvais signes. La rougeur d'un seul côté de la figure,
qui paraît, puis disparaît: mauvais signe. Le gonflement
du visage : mauvais signe. On dit d'un visage rouge et
gonflé : face vultueuse ; c'est d'ordinaire l'annonce d'un
travail inflammatoire intérieur : mauvais signe. L'amaigrissement subit de la face : mauvais signe. Les rides du
visage, quand elles sont inaccoutumées et très-prononc-
cées : mauvais signe. Les médecins se servent d'une
expression qui n'a point besoin de commentaire ; ils
l'appellent face grippée. Toutefois, la face grippée, les
mouvements convulsifs des joues, les alternatives de
pâleur et de rougeur du visage, l'amaigrissement subit
de la figure peuvent être souvent le résultat de maladies
passagères.

(Voir Avis au Clergé, p. de 225 à 229.)

SIGNES TIRÉS DES YEUX (précurseurs de la mort). L'a-
battement des sourcils sur les yeux : mauvais signe. Les
mouvements convulsifs des paupières : mauvais signe.
Les paupières entr'ouvertes et laissant voir le globe de
l'œil : mauvais signe. Les paupières infiltrées, livides,
ridées, sales et terreuses : physionomie des agonisants.

Les yeux ternes, caves, hébétés : signe d'extrême faiblesse. La fixité des yeux : approche du délire. Clignote-
ment des paupières : mauvais présage.

(Voir *Avis au Clergé*, p. 228.)

SIGNES RELATIFS AU NEZ (précurseurs de la mort). La
pâleur, le refroidissement du nez, la couleur noirâtre et
livide qu'il prend tout à coup, les mouvements convulsifs
des narines, sont des mauvais présages.

(Voir *Avis au Clergé*, p. 232.)

SIGNES TIRÉS DE L'ÉTAT DE LÈVRES ET DES DENTS (précurseurs de la mort). Les lèvres blanches et décolorées
sont un signe de grande faiblesse. La lèvre inférieure,
pendante et tremblante, les deux lèvres renversées et
froides, annoncent la mort. Les dents se recouvrent dans
les fièvres putrides d'un enduit brun qu'on appelle fuli-
gineux. Le grincement, le claquement des dents, annoncent le délire, et souvent le délire est le précurseur
de la mort.

(Voir *Avis au Clergé*, p. 233).

SIGNES TIRÉS DE LA FIGURE (précurseurs de la mort).
FACE HIPPOCRATIQUE. — On a donné le nom de face hippocratique à la figure caractéristique des gens qui se
meurent. On prétend que c'est Hippocrate qui, le premier, l'a bien décrite. C'est la réunion de tout ce que
nous avons dit sur les signes du visage des agonisants.

(Voir *Avis au Clergé*, p. 236.)

**SIGNES TIRÉS DES TACHES ET DE LA TEMPÉRATURE DU
CORPS** (précurseurs de la mort). Au-dessous de la peau
se forment des extravasations sanguines que l'on nomme

pétéchies. A côté de ces taches s'en trouvent d'autres plus marbrées, plus géographiques, que l'on nomme taches pourprées ; ni les unes, ni les autres ne sont graves au début des maladies. Mais le pourpre et les pétéchies sont quelquefois le signal de l'agonie.

Le refroidissement momentané du corps dans une fièvre grave est l'annonce d'un paroxysme. Si le frisson est irrégulier, c'est l'annonce d'une suppuration intérieure ; s'il est assez fort pour faire claquer les dents, c'est souvent l'annonce d'une résorption purulente. Évidemment, à toutes ces indications, il y a des exceptions rassurantes.

(Voir *Avis au Clergé,* p. 239.)

SIGNES TIRÉS DE L'ATTITUDE DU CORPS (précurseurs de la mort). La tête en arrière, est un signe de convulsions. La tête penchée en avant, le menton se trouvant comme spasmodiquement serré contre les clavicules : mauvais signe ! Coucher sur le ventre avec cris et colique : mauvais signe. Volonté intempestive de se lever et de s'asseoir, de se tourner à droite et à gauche : signe terrible, prélude de l'agonie. Infiltration des pieds et des mains : signe très-fâcheux. Tuméfaction des paupières : mauvais symptôme. Ballonnement du ventre, tympanite : signe très-fâcheux. Amaigrissement subit sans cause connue : signe de maladie organique.

(Voir *Avis au Clergé,* p. 243.)

SIGNES TIRÉS DE LA VOIX (précurseurs de la mort). La faiblesse de la voix est le signe d'une faiblesse générale. Une voix claire et aiguë, une voix tremblante, une voix rauque, sont généralement des signes d'inflammation grave. La raucité et l'aphonie qui surviennent dans une maladie grave, sont l'annonce de l'agonie. La perte de la parole est l'annonce d'une apoplexie, ou du moins un signe toujours très-fâcheux.

(Voir *Avis au Clergé*, p. 258.)

SIGNES TIRÉS DU POULS (précurseurs de la mort). Le pouls est plus fréquent chez les enfants, chez les jeunes gens, que chez les hommes faits et les vieillards. La fréquence du pouls annonce toujours un danger. Le pouls fréquent, petit et inégal : mauvais signe. Le pouls intermittent : signe de maladie intestinale. Pouls saccadé avec stupeur générale : pouls mauvais. Pouls insensible : mort très-prochaine.

(Voir *Avis au Clergé*, p. 263.)

SIGNES TIRÉS DE LA RESPIRATION (précurseurs de la mort). On dit de la respiration qu'elle est fréquente, qu'elle est rare, qu'elle est petite et obscure, qu'elle est difficile et laborieuse, qu'elle est suffocante, soufflante, anxieuse. Tous ces phénomènes sont des signes d'une gravité réelle.

(Voir *Avis au Clergé*, p. 270.)

SIGNES TIRÉS DES ORGANES DE LA DIGESTION (précurseurs de la mort). On a dit que la langue était le miroir de l'estomac. Une langue fendillée, une langue sèche ou gluante, une langue très-rouge, une langue brune ou noire, une langue livide, le volume excessif de la langue, la langue contractée et retirée, le tremblement de la langue : sont presque toujours des signes d'une grande gravité. La difficulté d'avaler : mauvais signe. Le bruit sourd d'un liquide tombant dans l'estomac : mauvais signe. La soif excessive, accompagnée de mouvements spasmodiques de la gorge, est un signe dangereux dans les maladies graves. Faim insolite, faim trompeuse, fringale : mauvais signe. Les vomissements toujours douloureux, deviennent très-pénibles dans certains cas (choléra, ileus), et ils sont une cause de mort. Les vomissements de sang sont souvent le signe d'une maladie organique de l'estomac. Les vomissements biliaires indiquent une maladie bilieuse. Il est des vomissements plus terribles, les vomissements qui annoncent une hernie étranglée.

(Voir *Avis au Clergé*, p. 274.)

SIGNES TIRÉS DES SÉCRÉTIONS (précurseurs de la mort). Les sueurs froides, dans les grandes maladies, sont en général très-fâcheuses; les sueurs fétides, mauvais signe; les sueurs glacées, sueurs de l'agonie. Les diarrhées exagérées, mauvais signe; les diarrhées dyssentériques sanguinolentes, signe fâcheux, signe grave. Diarrhée survenant tout à coup sans une maladie d'entrailles, diarrhée des phthisiques, signe terrible. Selles atrabilaires, d'une odeur cadavéreuse, mort prochaine; selles grises, ou ressemblant à du lait, maladie bilieuse très-grave. Flux de ventre avec accompagnement de douleurs de tête, grand danger; déjections involontaires, signe grave; rétention d'urine, gravité; suppression, avec frisson, signe funeste; urine involontaire, signe terrible; urine sanguinolente, signe fort dangereux; urine rouge et sédimenteuse, urine critique. — EXPECTORATION. L'expectoration qui s'arrête subitement dans une fluxion de poitrine est l'annonce d'une terminaison funeste. Après la toux, s'il n'y a point d'expectoration et qu'il n'en résulte que des gargouillements, mauvais augure. Les crachats de sang pur, sont toujours dangereux; les crachements de sang très-considérables sont l'annonce d'une terminaison funeste; les crachats purulents sont l'arrêt de mort dans les maladies de poitrine; les crachats noirs et fétides annoncent quelque chose de gangrené dans les poumons. Toute odeur forte des crachats, annonce un ulcère des poumons. Les crachats trop abondants sont suivis souvent de consomption et de mort.

(Voir *Avis au Clergé*, p. 283 et suiv.)

SILENCE. — Le silence est nécessaire dans les graves maladies. Souvent par le bruit et les bavardages on a compromis les plus belles convalescences.

(Voir *Cours d'Hygiène populaire*, t. I, p. 110.)

SINAPISMES. — Les sinapismes se préparent comme les cataplasmes (voy. ce mot) avec de la farine de moutarde. — On peut les préparer avec de l'eau froide. Ils agissent tout aussi promptement. — Il faut avoir bien soin de ne pas laisser trop longtemps les sinapismes à la même place.

(Voir *Art de soigner les Malades*, p. de 60 à 66.)

SOIF. — La soif est un besoin impérieux du tube digestif.

Faut-il toujours boire à sa soif? Non. Il faut surtout se garder pendant les grandes chaleurs de l'été de prendre des boissons trop froides ou trop capiteuses. La boisson par excellence est l'eau. Les boissons fermentées : vins, cidre ou bière, n'apaisent la soif que parce qu'elles contiennent de l'eau. Les fruits pulpeux ou juteux contiennent eux-mêmes de l'eau, et c'est pourquoi ils désaltèrent.

(Voir *Cours d'Hygiène populaire*, t. II, p. 118.)

SOIF (Remèdes contre la). Eau de glands. — Vin factice. — Boisson pétillante.

(Voir *Formules et Recettes*, p. 273.)

SOLDANELLE. Cette espèce de liseron contient un suc résineux qui purge sans aucun danger, il suffit de la piler, d'en exprimer le suc et d'en boire un demi-verre.

(Voir *Botanique médicale*, p. 195.)

SOUCI OFFICINAL. — On s'en sert en infusion et en décoction contre les accidents hystériques. La décoction est pour les usages externes. Le suc est dangereux.

(Voir *Botanique médicale,* p. 286.)

SQUAMMES. — Maladie dartreuse qui rappelle un peu les écailles de poisson. Cependant les petites pellicules farineuses, qui ressemblent aux parcelles de son, ont été rangées dans cette classe de dartres.

(Voir *Trois Maladies réputées incurables,* p. 141.)

STRABISME. — Déviation des yeux. L'opération proposée pour le strabisme est-elle utile? Oui; souvent. Nécessaire? jamais.

(Voir *Cours d'Hygiène populaire*, t. II, p. 75.)

STRAMOINE.—Plante fort employée contre les maladies nerveuses. C'est un médicament qui ne peut être conseillé et qui doit être surveillé par des gens expérimentés. On a préparé avec les feuilles de stramoine, en les mélangeant avec celles de belladone, des cigarettes souvent efficaces contre les accès d'asthme.

(Voir *Botanique médicale,* p. 260.)

SUETTE. — La suette est une maladie épidémique qui, par la sur-transpiration, affaiblit tellement les gens, que bien souvent elle amène une terminaison funeste.

Il y a bien des raisons qui rendent la suette mortelle : l'ignorance d'abord, qui fait que plus un malade sue en pareille circonstance, plus on veut le faire suer. Puis la peur. La sueur affaiblit, l'affaiblissement mène à un état de demi-syncope qu'il faut redouter. Premier moyen de traiter la suette : rassurer le malade qui s'en trouve atteint. Second moyen : éviter tout ce qui pourrait pousser à la transpiration. Et puis les toniques : du vin sucré, du quinquina, etc., etc.

(Voir *Petites et grandes Misères*, p. de 135 à 159.)

SUETTE (Traitement de la). — Il faut à la suette un traitement physique, ou plutôt hygiénique, un traitement moral et enfin un traitement pharmaceutique. Ainsi, au lieu des boissons chaudes, il faut employer des boissons froides, pour arrêter la transpiration qui détruit les forces et devient une cause de mort. Point de feu dans la cheminée, point de lit exagérément couvert. Enfin il faut démontrer aux populations effrayées que la suette, malgré les *sudamina* ou petits boutons qu'elle détermine, n'a rien de contagieux. Le meilleur moyen de rassurer deux ou trois bourgs attenant les uns aux autres, serait d'aller chez un homme atteint de la suette, de prendre une des chemises dans laquelle il a transpiré, — chemise séchée bien entendu ; car si je demande du dévouement, je comprends certains dégoûts ; — là, chez le malade, il faudrait revêtir la chemise empruntée. Alors on comprendrait que si la suette est épidémique, elle n'a rien de contagieux. La peau d'un homme atteint de suette, attirant à l'extérieur par la transpiration insolite qui se déclare, un afflux vital et sanguin, les organes intérieurs restent dans un appauvrissement qui demande aide et secours. — Dans la suette, la langue est sèche, tout le tube digestif doit l'être ; mais on peut stimuler l'émission des sucs gastriques et ramener ainsi l'équilibre. — Il est un remède que je ne saurais trop recommander, c'est la poudre d'ipécacuanha donnée à dose vomitive : quatre paquets contenant chacun 30 centigr., pris de quart d'heure en quart d'heure, puis beaucoup d'eau tiède quand les vomissements commencent.

(Voir *Petites et grandes Misères*, p. 147 à 161.)

SURDITÉ. — La surdité peut provenir de deux causes bien différentes : tantôt elle vient de l'oreille externe qui se trouve encombrée de cérumen, tantôt de la turgescence et de l'inflammation de la trompe d'Eustache. Il va sans dire que quand la caisse du tympan est crevée, l'audition devient impossible. On remédie souvent à la surdité par des cornets dits *cornets acoustiques*.

(Voir *Cours d'Hygiène populaire*, t. II, p. 102.)

SURDITÉ (Remèdes contre la). Baume avec fiel de bœuf, huile d'amandes et alcoolat de *Flioraventi*. — Coton huilé. — Fumée de tabac que l'on cherche à introduire dans les trompes d'Eustache.

(Voir *Formules et Recettes*, p. 275.)

SUREAU. — On fait avec les fleurs de sureau une espèce de thé que l'on sucre à volonté et que l'on peut prendre à discrétion ; mais on se sert surtout des fleurs de sureau jetées par poignées dans l'eau bouillante, pour bains et fumigations.

(Voir *Botanique médicale*, p. 174.)

SYMPATHIQUE (Grand). Le grand sympathique constitue un système nerveux spécial. Il siége dans les profondeurs de la poitrine et du ventre; il est accolé à la colonne vertébrale. On peut se faire une idée de sa configuration en se représentant un long écheveau de fil dont la masse compacte, attachée de distance en distance, offrirait de petits renflements; de chaque côté de cet écheveau s'échappent une foule de petits filaments qui rampent dans la poitrine et dans les intestins. De temps en temps ces filaments se réunissent et forment de petits pelotons que l'on appelle alors des *plexus*.

(Voir *Cours d'Hygiène populaire*, t. II, p. 233.)

SYNCOPE (Mécanisme de la). Le cœur, centre de la circulation, envoie d'ordinaire, à tous nos organes, par ses incessantes contractions, un liquide vivifiant et *nécessaire*, le sang artériel. — Sans ce liquide, la vie s'arrête. Si la colonne de sang, poussée par le cœur, ne va pas jusqu'au cerveau, celui-ci se tait et l'existence est suspendue. Pour combattre la syncope, il s'agit de ranimer les mouvements du cœur, et de ramener au cerveau le sang artériel.

(Voir *Médecine des Accidents*, p. 114.)

SYNCOPE (Secours à donner dans la). Il faut étendre, en position horizontale, la personne qui vient de s'évanouir. Quelquefois même, il faut incliner la tête un peu plus bas que le reste du corps. Il faut de l'air vif et abondant; écartez la foule qui se presse autour des gens tombés en syncope. — Pour réveiller la circulation, il faut essayer d'introduire dans la bouche une liqueur fortifiante, un peu de rhum, un peu d'eau-de-vie, ou mieux quelques gorgées d'une eau dans laquelle on fait dissoudre un morceau de sucre sur lequel, préalablement, on a jeté une goutte d'huile essentielle de menthe. De plus, on peut faire respirer des sels. Ce qui réussit aussi quelquefois merveilleusement, ce sont les odeurs nauséabondes, le gras, le cuir, la plume, la corne, brûlés. Il faut projeter de l'eau froide au visage, non-seulement par pichenettes, mais quelquefois par demi-verre.

(Voir *Médecine des Accidents*, p. 117 à 126.)

SYNCOPE et **APOPLEXIE** (Signes extérieurs de l'une et de l'autre). Il est important de ne pas les confondre. Dans la syncope, la pâleur du visage, son immobilité, sont constantes; dans l'apoplexie, au contraire, le visage est souvent rouge, toujours tuméfié; il s'y passe des crispations et des grimaces significatives. Dans la syncope, le cœur ne bat plus du tout; dans l'apoplexie, bien que la circulation et la respiration soient entravées, ces deux fonctions continuent.

(Voir *Médecine des Accidents*, p. 116.)

SYNOVIE. La synovie est une sorte d'huile vitale destinée aux articulations; elle est contenue d'habitude dans des capsules spéciales. — Quelquefois la poche, trop pleine, sort de l'articulation : de là, les hernies synoviales.

(Voir *Cours d'Hygiène populaire*, t. II, p. 283.)

SYSTÈME DE GALL, DE LAVATER ET DE SPURZHEIM. Gall a cru reconnaître que chacune des protubérances du cerveau était douée d'un sentiment spécial. — Spurzheim a encore exagéré cette appréciation anatomique; quant à Lavater, il n'a parlé que de la physionomie, et en a fait une science qu'il a appelé *Physiognomonie*. Nous ne sommes partisans ni des uns ni des autres. Les premiers ôteraient à la vertu son mérite, au crime sa culpabilité. Puis il est nombre de gens à figure rébarbative, qui sont doux comme des agneaux.

(Voir *Cours d'Hygiène populaire*, t. II, p. 250.)

SYSTÈME NERVEUX. Le système nerveux général a un centre; de ce centre partent des branches, des rameaux, puis des efflorescences, que l'on nomme *papilles*. Nous avons deux systèmes nerveux : le système nerveux, qui part du cerveau et de la moelle épinière et qu'on appelle *cérébro-spinal*. Celui-là préside aux fonctions des sens, du mouvement et de la sensibilité; mais aussi nous avons le système *nerveux ganglionnaire*, système nerveux tout spécial, qui préside aux fonctions viscérales.

(Voir *Cours d'Hygiène populaire*, t. II, p. 228.)

SYSTÈME NERVEUX (Hygiène du). Bonnes habitudes; toute l'hygiène du système nerveux est dans ce mot-là. Les bonnes habitudes dependent de la bonne culture du systeme nerveux; les mauvaises sont le résultat des excès et des abus. — J'ai grande crainte des enfants phénomènes, et je crois que les principales souffrances de notre civilisation résultent de l'ambition qui a poussé au déclassement de notre société. Chacun son rang, chacun sa place; il n'y a point de sots métiers, il n'y a que de sottes gens.

Comme tous nos organes, le système nerveux a besoin d'exercice. La paresse d'esprit mène à l'incapacité; mais aussi il lui faut du repos; les excès des travaux intellectuels produisent de véritables indigestions intellectuelles.

(Voir *Cours d'Hygiène populaire*, t. II, p. 237 à 242.)

SYSTÈME NERVEUX (Mécanisme). J'ai rappelé, à propos du système nerveux, deux de nos plus belles inventions modernes, la photographie et la télégraphie électrique. Chacun s'extasie devant les merveilles du daguerréotype; mais nous avons dans notre cerveau un daguerréotype bien autrement extraordinaire.

Tout se grave dans la mémoire; par les yeux, par l'audition, par la lecture, il s'y grave si bien qu'il reste ineffaçable, et constitue le souvenir. Point de confusion! Il semble que chaque connaissance acquise, chaque perception intellectuelle, ait une case spéciale. Mieux encore que le télégraphe électrique, chaque filet nerveux, partant du centre, devient un télégraphe, qui, en un clin d'œil, communique à nos organes les décisions de la volonté.

(Voir *Cours d'Hygiène populaire*, t. II, p. 220.)

T

TABAC. Cette plante est fort employée en fumigations; mais on doit en éviter l'abus. Chacun connaît les dangers de la nicotine. L'infusion des feuilles de tabac, employées en lavement, contre les vers et les hernies, réclame une grande prudence.

(Voir *Botanique médicale*, p. 265.)

TABAC A PRISER. Le tabac broyé, rapé, mis en poudre, est ce qu'on appelle tabac à priser. Il agit comme stimulant; or ce moyen de stimulation devient non-seulement une habitude, mais une véritable tyrannie.

(Voir *Cours d'Hygiène populaire*, t. II, p. 180.)

TABAC A FUMER. La pipe est devenue, pour la classe ouvrière, une habitude qu'il serait bien difficile d'abolir. — L'usage du cigare est aussi tellement entré dans nos mœurs, qu'il serait aujourd'hui impossible de le défendre; mais il est bon de renseigner et de tâcher d'en empêcher les abus. — Fumé à l'excès, le cigare grise. Il en est de même pour la pipe, qui, de plus, peut déterminer, dans la bouche, des ulcères, des excoriations, et jusqu'à d'épouvantables cancers. — Il n'est point

toujours prudent d'emprunter la pipe d'un camarade. —
Les amateurs de pipes déjà fumées et noircies par le jus
de tabac (vulgairement appelées pipes culottées), ne se
doutent pas qu'ils courent les risques d'attraper mal à
la bouche.

(Voir *Cours d'Hygiène populaire*, t. II, p. 294.)

TACHES DARTREUSES. Altération permanente de la
peau sans saillie, sans desquamation.

(Voir *Trois Maladies réputées incurables*, p. 142.)

TACHES DE ROUSSEUR (Remède contre les). Cataplasmes de mie de pain et de lait, avec des amandes
amères pilées.

(Voir *Formules et Recettes*, p. 276.)

TANAISIE. Les feuilles de tanaisie, appliquées sur le
ventre des enfants atteints de vers, ont fait rendre souvent ces vers.

(Voir *Botanique médicale*, p. 202.)

TARTRE. Le tartre est une sorte de mastic qui s'a-
masse autour des dents, quand elles ne sont pas tenues
bien propres. Or, il les corrode, souvent même il les
détruit tout à fait. C'est pourquoi il faut avoir recours
de temps en temps au dentiste, qui, avec des petits
instruments d'acier, décape et nettoie.

(Voir *Cours d'Hygiène populaire*, t. II, p. 28.)

TEIGNE (Remède contre la). Pommade au sulfure de
potassium. — Traitement dit des hôpitaux. — Traitement moins connu : topique et bain de guano.

(Voir *Formules et Recettes*, p. 276.)

TEMPÉRAMENTS. Un tempérament est constitué par la prédominance de l'un des organes de la machine humaine. La prédominance des organes et des vaisseaux sanguifères détermine le tempérament sanguin; celle des nerfs, le tempérament nerveux; celle de l'appareil lymphatique, le tempérament lymphatique; enfin, celle du foie et de la bile qu'il sécrète, le tempérament bilieux.

(Voir *Cours d'Hygiène populaire,* t. I, p. 20.)

THYM. Le thym est plus employé dans l'art culinaire que dans la pharmacie. Toutefois, c'est un tonique si agréable, qu'on l'a surnommé le *thé de France.*

(Voir *Botanique médicale,* p. 96.)

TILLEUL. Arbre dont les fleurs donnent en (infusion) une excellente tisane pour les digestions pénibles, les maux de tête, etc.

(Voir *Botanique médicale,* p. 121.)

TISANE. Les tisanes des anciens étaient loin de ressembler aux nôtres; elles se préparaient invariablement avec de l'orge qu'on faisait sécher, qu'on pilait, dont on formait des boules destinées à être bouillies dans plus ou moins d'eau. On les édulcorait avec du miel, quelquefois même on les salait. On y mettait de l'huile et du vinaigre!... — Nos tisanes se préparent avec les racines, les feuilles, les tiges, les fleurs, les sommités fleuries de certains végétaux; par décoction, par infusion ou par macération. La décoction doit bouillir sur le feu pendant douze à quinze minutes. — L'infusion se fait en versant de l'eau bouillante sur les fleurs, feuilles, etc. — La macération est une infusion faite dans l'eau froide ; elle exige vingt-quatre heures de préparation.

(Voir *Art de soigner les Malades*, p. 20 et suiv.)

TISANES (des différentes sortes de). Il est des tisanes rafraîchissantes ; ce sont celles dont on doit faire usage dans les indispositions, chaleurs, fièvres, dégoût, plénitude ;—des tisanes acidulées, celles-là aussi sont rafraîchissantes, mais il faut éviter de les donner quand il existe quelques irritations des voies aériennes ; — des tisanes sudorifiques qui poussent à la peau et excitent la transpiration ; — des tisanes toniques (centaurée, quinquina, gentiane, etc.)

(Voir *Art de soigner les Malades*, p. 38 à 44.)

TISANES (recommandation au sujet des). Souvent il faut tirer à clair la tisane, en la passant à travers un linge, ou bien il faut la décanter, c'est-à-dire la faire couler le plus doucement possible, de manière que le liquide coule sans entraîner les plantes employées. Bien souvent, il faut filtrer. Le papier brouillard sert on ne peut mieux pour cette petite opération.

La partie essentielle de la tisane étant le liquide, c'est-à-dire l'eau, il est bon de prévenir qu'on ne doit pas toujours boire sucré, et que l'eau pure dans certaines maladies a fait des merveilles.

Le caprice de l'estomac exige qu'on varie de temps en temps les tisanes. Les tisanes tièdes sont les plus habituellement employées ; mais bien souvent on se trouve heureux de la tisane froide.

(Voir *Art de soigner les Malades*, p. 27 à 36.)

TORMENTILLE. La racine de cette plante possède des

propriétés astringentes que l'on utilise en lotions et en frictions; mais il faut avoir soin de la recueillir dans la belle saison. — On la débarrasse de ses radicelles et de ses tiges, puis, on la laisse sécher dans des granges ou des greniers.

(Voir *Botanique médicale*, p. 144.)

TOUX (remède contre la). Café avec sirop de fleurs d'oranger et de belladone. — Nous indiquons contre la toux des potions, des sirops, des tablettes, des tisanes, enfin un assez bon nombre de formules auxquelles nous renvoyons, et que l'on trouvera dans les *Formules et Recettes*, p. 280.

TRACHÉE. La trachée est un tube très-court, composé de petits cerceaux cartilagineux, qui réunit les bronches au larynx.

(Voir *Cours d'Hygiène populaire*, t. II, p. 189.)

TRANCHÉE. L'une des premières maladies qu'éprouve le petit enfant. — Frictions sur le ventre, faites devant un bon feu; —application d'un morceau de flanelle imbibée de camomille camphrée sur la région douloureuse; — petits lavements.

(Voir *Santé des Mères et des Enfants*, p. 310.)

TRANSITIONS. La nature humaine ne veut rien de brusque, rien de brutal. Il faut, pour suivre les règles hygiéniques et médicales, agir pas à pas en quelque sorte, c'est-à-dire peu à peu et en étudiant les résultats obtenus. —Les transitions sont surtout bien nécessaires dans les cas de convalescence.

(Voir *Cours d'Hygiène populaire*, t. I, p. 25.)

TRANSPIRATION. Une transpiration arrêtée peut amener ce qu'en médecine on appelle une répercussion. Il faut chercher à la rappeler, soit par un violent exercice, soit en se couchant et se couvrant bien; mais alors il faut faire précéder le coucher d'un bain de pieds bien chaud, qui ne doit pas dépasser la cheville. (Voir *Bain de pieds.*)

(Voir Cours d'Hygiène populaire, t. I, p. 127.)

TRANSPIRATION (remède contre la). Mixture avec miel, fleurs de sureau et acétate d'ammoniaque; — vapeur de chaux; — sirop cordial.

(Voir Formules et Recettes, p. 288.)

TUBERCULES DARTREUX. La plus hideuse, la plus grave des maladies dartreuses. C'est dans cette classe que se trouve la dartre rongeante, l'éléphantiasis, etc.

(Voir Trois Maladies réputées incurables, p. 142.)

TUMEURS DE SEIN (traitement des). En laissant de côté tous les emplâtres fondants, nous ne connaissons pas de moyen plus efficace pour guérir les tumeurs (tumeurs de sein chroniques), que la compression douce et égale inventée par Récamier. — Il ne s'agit pas d'écraser, il faut enlacer la tumeur de façon à forcer la résorption à reprendre tous les matériaux maladifs qui stagnent dans la glande mammaire. C'est à l'aide d'un disque d'amadou, d'un bandage spécial dont j'ai donné tous les détails, dont j'ai expliqué minutieusement l'application, qu'on peut en peu de temps arriver à des résultats satisfaisants.

(Voir Santé des Femmes, p. 250.)

TUSSILAGE. Plante essentiellement mucilagineuse, un peu trop peut-être, et qui fournit une excellente tisane, pourvu qu'on prenne la précaution de blanchir la plante avant de la faire infuser. — Pour blanchir une plante qui doit servir en infusion, il faut verser dessus un peu d'eau bouillante, que l'on rejette bien vite. Immédiatement après cette petite opération se fait l'infusion.

(Voir *Botanique médicale*, p. 60.)

U

ULCÉRATION (remèdes contre l'). Coton, — eau placée sous le lit du malade.

(Voir *Formules et Recettes,* p. 294.)

ULCÈRES (remèdes contre les). Onguent à base de poudre de fer noir, de térébenthine et de baume d'Arménie; — onguent avec guimauve et camphre ; — baume dit de Geneviève; — onguent à la chaux; — liniment avec huile d'olive et saindoux.

(Voir *Formules et Recettes,* p. 271.)

URETÈRES. Les uretères sont deux petits canaux blanchâtres, de la grosseur d'une plume à écrire, qui partent des reins et se rendent de chaque côté de la vessie.

(Voir *Maladies viriles,* p. 54.)

URÉTRALGIE. Toutes les fois qu'un mot se termine en *algie,* cela signifie une maladie nerveuse, comme lorsqu'il est terminé en *ite* (dans le langage médical, bien entendu), il signifie maladie aiguë. — Or, tout appareil a ses névroses ou maladies de nerfs. Il y a la névralgie des reins, il y a la névralgie des uretères, de la vessie, etc.; il y a surtout l'urétralgie, qui simule une maladie redoutable, et qui n'est qu'une affection, douloureuse sans doute, mais parfaitement guérissable par le régime, par des topiques et par l'électricité.

(Voir Maladies viriles, p. 176.)

URÉTRITE. C'est l'inflammation du canal de l'urètre, inflammation qui produit une turgescence, non-seulement de la muqueuse qui tapisse le canal, mais du tissu spongieux qui en forme comme la charpente.—Le traitement de cette maladie est celui de toutes les maladies inflammatoires; toutefois, comme il amène des accidents spéciaux et tenaces, on les combat généralement bien par la térébenthine, et par le camphre. Il ne me convient pas d'entrer ici dans le détail des abortifs; je n'ai point expliqué dans les maladies viriles ce qui pouvait devenir un bouclier contre l'inconduite.

(Voir Maladies viriles, p. 167.)

URINE. Voir Sécrétion urinaire.

URINES (moyen de les faciliter). Bouillon diurétique avec racine d'asperges, — fruits d'alkekenge., — feuilles de cerfeuil et de scolopendre.

(Voir Formules et Recettes, p. 206.)

URINE (Rétention d'). La rétention d'urine peut provenir de différentes causes; elle tient à ce que les urines ne peuvent point passer, ou bien à ce qu'elles ne se forment pas bien, ou bien encore à ce que la sécrétion diminue d'une façon extraordinaire. Dans le premier cas, souvent l'obstacle est mécanique; dans le premier encore, et dans le second surtout, l'accident est

inflammatoire. Il faut y remédier par les bains, les émollients : dans le troisième, il faut des diurétiques.

(Voir *Maladies viriles,* p. 130.)

UTÉRUS. L'utérus est l'organe qui constitue le sexe
de la femme. Cet appareil est composé de pièces importantes et de rouages divers.

Ainsi, à l'utérus se rattachent les ovaires, les trompes
et les ligaments qui le soutiennent. A l'utérus vient s'a-
dapter un canal de dégagement communiquant avec
l'extérieur, et que nous appellerons tout simplement
canal adhérent. — L'utérus est situé dans les cavités du
bassin, derrière la vessie, en avant du rectum. L'utérus
est une petite poche qui a la forme d'une poire, soute-
nue par des ligaments qu'on appelle ligaments larges,
ligaments ronds; il est là suspendu et soutenu, comme
le serait un lustre, par quatre cordes.

(Voir *Santé des Femmes,* p. 33.)

V

VACCIN. Il n'est point nécessaire d'aller prendre sur le trayon des vaches la sérosité que produit la picote. Le vaccin, transmis d'homme à homme, produit moins de secousse, moins de désordres. L'opération qu'il faut pour introduire cette sérosité est si peu redoutable, que bien souvent des enfants, grattant les boutons de leur vaccin, et griffant leurs petits camarades, les ont vaccinés sans qu'ils s'en doutent. — Les médecins et ceux qui s'occupent de la vaccine n'agissent pas de la sorte ; ils attendent que la pustule vaccinale soit bien formée ; ils plongent dans la pustule, et cela sans que le sujet en souffre, une lancette ou une épingle, qui en sort tout humide, et qui sert à la petite opération de la vaccine. — Cette opération, pour être bien faite, n'exige pas un grand courage ; il suffit d'introduire l'instrument piquant sous l'épiderme, en prenant toutefois la précaution de ne point pénétrer profondément ; car alors le sang vient, et peut, en s'écoulant, mettre hors de l'organisme le vaccin inoculé. — Le meilleur vaccin est celui qu'on inocule de bras à bras ; mais, cependant, il suffit d'un peu de vaccin, mis entre deux verres, qui s'y dessèche sans doute, que l'on rend un peu plus humide, en dirigeant sur les petits points croûteux quelques expirations successives. Bien des médecins se sont occupés de la vaccine ; les artistes en ce genre réprouvent le moyen facile que nous venons d'indiquer ; ils ne veulent que de petits tubes de verre dans lesquels ils introduisent quelques gouttes de sérosité ; puis ils ferment ces tubes à la lampe. Bien certainement, le virus vaccin, propagé de cette manière, est plus sûr ; mais les précautions sont bien minutieuses.

(Voir *Santé des Mères et des Enfants*, p. 228 et suiv.)

VACCINE (Découverte de la). C'est en 1771, dans le midi de la France, qu'un bon pasteur, celui du petit village de Massillargues, conçut la possibilité de transmettre à l'homme la picote de la vache, maladie ressemblant tout à fait à la petite vérole ; mais maladie toujours bénigne et se guérissant presque toute seule. Un négociant de Montpellier, se rendit un jour à Massillargues, accompagné d'un Anglais, le docteur Pew. Rabaut-Pommier énonça toutes ses théories, donna toutes ses explications. Le docteur Pew enregistra, en parla à Jenner, qu'il retrouva dans son pays. C'est ainsi que la vaccine nous est venue d'Angleterre. Il faut avouer que si Jenner n'en fut point l'inventeur, il en fut le propagateur, le publicateur, l'apôtre et le soldat. Il publia, sur ses expériences et sur ses recherches, un ouvrage avec figures explicatives, qui remua le monde entier des savants. On voyait dans la vaccine des inconvénients graves ; on y faisait toutes sortes d'objections. La petite vérole enlevait annuellement, en France, plus de 65,000 individus. Le duc de Larochefoucauld, pendant son exil en Angleterre, voyant et comprenant bien l'innocuité de la vaccine, et tous ses bienfaits, rapporta le précieux préservateur à sa patrie. Plus tard, une immense entreprise autour du monde, ordonnée par le roi d'Espagne, porta par delà l'Océan les bienfaits inestimables du virus vaccin.

(Voir *Santé des Mères et des Enfants*, p. 214.)

VACCINE fausse et bonne. L'opération de la vaccine ne réussit pas toujours : il y a la fausse vaccine et la vaccine efficace. La fausse vaccine, c'est-à-dire celle qui ne réussit pas, détermine une rougeur considérable. Dès le deuxième jour de l'inoculation, la pustule se produit; mais elle ne présente pas cette dépression caractéristique qui rend le bouton ombiliqué. Au lieu d'une pustule séreuse, la fausse vaccine donne une pustule opaque.

(Voir *Santé des Mères et des Enfants*, p. 236.)

VALÉRIANE. La racine de cette plante possède des propriétés médicamenteuses, qu'on obtient par décoction. Cette décoction n'est guère employée qu'en lavement; on la donne cependant aussi en poudre, en extrait, sous forme de pilules.

(Voir *Botanique médicale*, p. 122.)

VAPEURS et **VERTIGES** (Remèdes contre les). Infusion de mélisse et de petite sauge, — poudre de cannelle avec poudre d'acier.

(Voir *Formules et Recettes*, p. 276.)

VARICOCÈLE. C'est la varice du cordon testiculaire, ou plutôt la dilatation des vaisseaux veineux qui s'y trouvent parsemés; varice sans gravité, sans danger, mais varice pourtant qui réagit sur tout le système nerveux.— On a vu des gens atteints de varicocèle, tomber dans des maladies noires, au point de projeter un suicide. La maladie est, le plus souvent, mécaniquement produite soit par la pression des anneaux où passent les vaisseaux sanguins, soit par une constipation opiniâtre, qui amène vers les régions inférieures des tampons, capables d'empêcher la libre circulation veineuse. Le seul, le meilleur moyen contre la varicocèle, est le petit bandage qu'on nomme *suspensoir*.

(Voir Maladies viriles, p. 190 à 196.)

VARIOLE. Pénible maladie que la variole, vulgairement connue sous le nom de *petite vérole*. Elle a fait jadis bien des victimes. C'est, de toutes les maladies éruptives, certainement, la plus dangereuse. Elle l'était bien davantage avant l'opération préservatrice du vaccin. Tout récemment, on a crié contre la vaccine, mais c'est une ingratitude.

(Voir Santé des Mères et des Enfants, p. 245.)

VARIOLE (Différentes espèces de). Il est trois espèces de variole : la variole confluente, c'est la plus grave, — la variole discrète, elle est bien moins redoutable, — et la varicelle ou varioloïde.

(Voir Santé des Mères et des Enfants, p. 248.)

VARIOLE CONFLUENTE. C'est le genre le plus grave de cette maladie éruptive. Il ne faut point s'en faire une frayeur considérable ; mais elle exige une surveillance très-active.

Pour modérer l'espèce de combustion vitale qu'elle détermine, il faut des dérivatifs, des boissons délayantes, et puis grande attention du côté des organes intérieurs ; sur les boutons du cuir chevelu, qui sont si agaçants, sur les boutons des paupières qui deviennent si pénibles, il faut des onctions adoucissantes. Souvent, on a tiré grand parti de vésicatoires volants, appliqués sur la région antérieure du cou.

(Voir *Santé des Mères et des Enfants*, p. 248.)

VARIOLE *discrète ou bénigne*. Non-seulement la fièvre qui complique cette affection, ne doit pas être combattue, mais elle demande aide et protection. Point de nitre, point de vésicatoires ; un vomi-purgatif : mais laissez à la maladie la force de faire éruption à la peau. Chacun sait que la variole laisse souvent, après elle, des taches indélébiles. Or, il est des moyens de prévenir ces traces, qui ne sont pas toujours agréables, surtout quand elles se trouvent sur la figure. On a beaucoup vanté les onctions faites avec la pommade mercurielle, je les réprouve, car elles peuvent provoquer de la salivation et fatiguer encore le tube digestif assez compromis. On a vanté encore les lotions avec de l'eau de lentilles ; je les crois tout à fait inefficaces ; mais avec de la patience et de bons ciseaux, ouvrant chaque pustule variolique, je suis arrivé à en rendre toutes les cicatrices invisibles. Il est urgent d'ouvrir, mais de ne pas enlever l'épiderme.

(Voir *Santé des Mères et des Enfants*, p. 252.)

VARIOLE (Inoculation de la). Avant la découverte de la vaccine, des marchands d'esclaves, en Orient, imaginèrent d'inoculer le virus de la petite vérole ; maladie qui ne frappe qu'une fois dans la vie. La variole faisait alors de tels ravages, que cette idée d'inoculation fut appréciée par des gens sérieux et par des médecins. Grands débats alors, débats qu'on chercherait à renouveler aujourd'hui. Les savants prétendirent qu'il y avait danger de s'opposer à la marche d'une maladie de cette nature; d'autres prétendirent, de leur côté, qu'il était mal d'agir contre les desseins de la Providence, et qu'il fallait subir sans chercher à empêcher. L'inoculation n'en fut pas moins généralement adoptée et rendit de très-grands services, lorsque, par bonheur pour l'humanité, arriva la découverte de la vaccine.

(Voir *Santé des Mères et des Enfants*, p. 212.)

VARIOLOÏDE OU VARICELLE. Cette affection n'a besoin d'aucune espèce de traitement. Il faut simplement laisser l'éruption se produire. La varicelle n'est pas plus grave qu'une engelure ou qu'un accès de migraine. — C'est la vaccine qui a transformé la variole en varicelle. (Voir *Vaccine*.)

(Voir *Santé des Mères et des Enfants*, p. 251.)

VARIOLE (Marche de la). Comme toutes les maladies éruptives, la variole marche par étapes; elle a sa période d'incubation, sa période d'éruption et sa période de dessiccation. Au début : malaise général, souffrance dans les deux yeux, fièvre assez intense. La gorge se trouve tellement douloureuse que la déglutition est difficile. Bientôt, la peau du malade se recouvre de boutons caractéristiques, boutons pustuleux offrant une petite dépression à leur centre, ce qui les a fait appeler boutons ombiliqués; ils sont remplis d'une sérosité plus ou moins diaphane; autour de chaque bouton survient une auréole inflammatoire. Souvent ces boutons s'élargissent tellement qu'ils empiètent les uns sur les autres.

Heureusement le calme se fait, la sérosité devient suppuration ; elle se concrète, puis fait croûte. Enfin, arrive la période si désirée de la dessiccation.

(Voir *Santé des Mères et des Enfants*, p. 246.)

VÉLAR. Les feuilles et les tiges de cette plante, prises en infusion, sont très-stomachiques. — Fraîches et cuites avec du sucre, elles ont été fort employées contre les maux de gorge.

(Voir *Botanique médicale*, p. 298.)

VENTOUSES SCARIFIÉES. Ce sont des ventouses saignantes. — Pour les appliquer, il faut d'abord poser une ventouse sèche ; puis, le vase retiré, on fait sur la partie ventousée plusieurs incisions superficielles, et l'on réapplique la ventouse.

Les incisions peuvent se faire au bistouri ; mais il est bien plus commode et plus sûr, pour les gens du monde, de se servir d'un petit instrument qu'on nomme *scarificateur*. L'emploi d'un scarificateur n'offre pas de difficulté, et quand on en comprend le mécanisme, il est facile de le nettoyer.

(Voir *Art de soigner les malades*, p. 220.)

VENTOUSES SÈCHES. On donne le nom de ventouses à une petite opération consistant à soustraire une partie du corps, à la pression atmosphérique. Toute garde-malade doit savoir appliquer une ventouse sèche. C'est à l'aide de la chaleur, ou bien par les aspirations d'une petite conque en caoutchouc. Pour la chaleur, on prend un verre, à bord bien arrondi ; on allume une papillotte de papier ; on la projette tout enflammée au fond du verre, et rapidement on applique le verre sur la peau. Il se produit alors une aspiration et la ventouse est faite. On peut la laisser jusqu'à ce qu'elle tombe d'elle-même ; mais si la succion est trop prolongée, on peut l'arrêter en appuyant les doigts près de la ventouse en action.

(Voir *Art de soigner les malades*, p. 189.)

VÉSICATOIRES FIXES. Les vésicatoires volants (Voir ce mot) une fois appliqués, on y établit une suppuration au moyen d'une pommade stimulante, pommade au garou, et dans laquelle entre un peu de poudre de cantharides. Du reste, il existe d'autres préparations pharmaceutiques qui réussissent parfaitement. Ce sont des morceaux de papier tout graissés d'avance (papier Leperdriel ou d'Albespere); sur ces papiers mis en place, on applique des compresses de simple papier-joseph, compresses que l'on soutient par des bandes à pansement. Il ne faut pas essuyer la plaie tous les jours, mais en bien laver les bords. En cas d'irritation, il faut l'apaiser par un cataplasme momentané. Quand la suppuration devient trop abondante, il faut alterner le pansement avec le cérat, et le pansement avec la pommade stimulante.

(Voir *Art de soigner les malades*, p. 243.)

VÉSICATOIRES VOLANTS. Tout le monde sait qu'on appelle vésicatoire la plaie superficielle produite par un emplâtre contenant des mouches cantharides. Il est prudent, en appliquant un vésicatoire sur une personne nerveuse, de le faire camphrer. Il est nécessaire de bien l'appliquer, le retenir en place avec des bandelettes de diachylum et un bandage approprié. Quand on lève un vésicatoire volant, il suffit d'en ouvrir la cloche;

jamais il n'est nécessaire d'enlever tout l'épiderme. Puis on panse avec du cérat et du linge fin, ou mieux encore avec des feuilles de poirée et du beurre frais.

(Voir *Art de soigner les malades*, p. 232.)

VÊTEMENTS. Il est des vêtements pour les différents âges. Le vêtement de l'enfant au berceau est le maillot, dont on a dit beaucoup de mal, mais qui pourtant est nécessaire : qu'il ne soit pas trop serré ! Les vêtements des enfants qui courent, qui jouent, qui se forment, ne doivent jamais être trop serrés non plus.

(Voir *Cours d'Hygiène populaire*, t. I, p. 186 et suiv.)

VEAU. Le veau est une viande blanche, pourvue déjà d'une certaine qualité nutritive. Trop jeune, le veau est purgatif. Il est bon de faire remarquer que la viande de veau rôti est mieux digérée quand elle est mangée froide que quand elle est mangée chaude.

(Voir *Cours d'Hygiène populaire*, t. II, p. 76.)

VEINES. Les veines sont extensibles et flasques ; elles obéissent en quelque sorte à l'impulsion donnée au sang par le cœur et les artères. De plus, comme dans bien des régions, elles sont obligées de reporter le sang de bas en haut, elles sont pourvues de petites valvules qui empêchent le sang de redescendre. Les artères sont les vaisseaux à sang rouge ; les veines sont les vaisseaux à sang noir. (Voir *Sang*.)

(Voir *Cours d'Hygiène populaire*, t. II, p. 147.)

VEINE PORTE. C'est du foie au cœur que s'étend la veine porte. A la veine porte aboutissent et le sang rapporté par les veines, et les détritus rapportés par les vaisseaux lymphatiques.

(Voir *Cours d'Hygiène populaire*, t. II, p. 144.)

VERGE D'OR. On emploie cette plante pour tisanes. On fait usage des feuilles après les avoir fait dessécher. On |a vanté la verge d'or contre les diarrhées et les dyssenteries. Tout dernièrement, un homme consciencieux l'a préconisée contre la gravelle.

(Voir *Botanique médicale*, p. 145.)

VERMIFUGES. Dans les articles *Botanique*, et dans l'analyse du volume *Santé des Mères et des Enfants*, nous avons donné un grand nombre de remèdes appréciés comme vermifuges. Pour nous compléter, nous renvoyons à quatre ou cinq moyens indiqués dans les *Formules et Recettes*, p. 297 et suiv.

VÉRONIQUE. Les feuilles de véronique ont été vantées comme un excellent digestif. Le fait est que l'infusion de feuilles de véronique est fort efficace contre les catarrhes chroniques et les engouements pulmonaires.

(Voir *Botanique médicale*, p. 97.)

VERRUES (Remèdes contre les). Ail et lait, — cautérisation et pansement, — zeste de citron dans du vinaigre, — friction avec une pomme verte, — ingestion de magnésie, — lait d'ânesse en topique, — suc de tige de chélidoine, — feuilles de chèvrefeuille, préalablement pilées, — sel et vinaigre, — cautérisation.

(Voir *Formules et Recettes*, p. 302.)

VERS. On s'exagère en général l'importance et la fréquence de cette maladie. — Sans doute la présence des vers dans les intestins peut déterminer de la fièvre, des indigestions, jusqu'à des convulsions même; mais il ne faut pas vouloir combattre tous les malaises de l'enfance par des contre-vers; il peut en résulter des inconvénients. — Quand les vers sont constatés, administrez des *vermifuges*, à la bonne heure.

(Voir *Santé des Mères et des Enfants*, p. 317.)

VÉSICATOIRES. Pommade au garou pour activer la suppuration.

(Voir *Formules et Recettes*, p. 307.)

VÉSICULES. Maladie dartreuse, qui a une grande analogie avec les bulbes; elle n'en diffère que par la dimension des tumeurs aqueuses qu'elle détermine.

(Voir *Trois Maladies réputées incurables*, p. 139.)

VESSIE. La vessie est le réservoir de la sécrétion urinaire; elle a la forme d'une poire et est située dans le bas-ventre, en présentant sa partie la plus renflée vers les régions supérieures; c'est là effectivement qu'aboutissent les uretères; à la partie inférieure commence le canal urétral. La vessie est fort extensible; elle est pourvue à sa portion déclive et au commencement du canal urétral d'une porte ou sphincter, qui empêche les urines de passer. Le canal urétral, canal de dégagement, est, chez la femme, de très-petite dimension; chez l'homme, au contraire, plus considérable; dès le début de son parcours, il est entouré par une glande spéciale chargée de le lubréfier, et qu'on appelle glande prostate.

(Voir *Maladies viriles*, p. 54 à 58.)

VESSIE (Paralyse de la). C'est une maladie qui réclame les soins et les conseils d'un homme de l'art; car elle amène une rétention d'urine qui, souvent, va jusqu'à faire éclater la vessie, ou bien survient une extravasation urinaire qui rend la vie insupportable. Disons que ce qui peut causer la paralysie de la vessie, outre les coups, les chutes et les tumeurs qui compriment et paralysent l'effet des filets nerveux, ce sont les habitudes malheureuses dans le détail desquelles nous ne voulons pas entrer.

(Voir *Maladies viriles*, p. 159.)

VESSIE (Remède contre les catarrhes de la). Pariétaire en tisane, et suc.

(Voir *Formules et Recettes*, p. 307.)

VIANDES. On doit distinguer les viandes noires, comme celles du gibier, des viandes rouges, comme celles du bœuf et du mouton, et des viandes blanches, comme celles du veau et du poulet. Il·est encore des viandes conservées, épicées, salées, ce sont les viandes de charcuterie. (Voyez les mots *Bœuf*, *Gibier*, *Mouton*, *Volaille*, etc.).

(Voir *Cours d'Hygiène populaire*, t. II, p. 95.)

VICES SPÉCIFIQUES. Les vices spécifiques peuvent être héréditaires, et c'est à ce titre seul que nous nous en occupons. Le vice spécifique a trois degrés : *accidents primaires*, *accidents secondaires*, *accidents tertiaires*. Chaque phase est parfaitement caractérisée. De simples érosions ne sont point des preuves de spécificité, et l'on a pris souvent des dartres pour des accidents tertiaires. Le traitement à opposer est bien simple : des adoucissants d'abord, des absorbants ensuite, des modificateurs après, et puis le traitement général des maladies inflammatoires.

L'aspect des accidents secondaires et tertiaires est multiple. Ils se reconnaissent à la forme des excoriations, à leur couleur cuivrée et à leur ténacité.

(Voir Maladies viriles, p. 257 et suivantes.)

VIN. Le vin est la boisson alcoolique la plus douce, la plus hygiénique, la plus fortifiante et la plus habituellement employée. Il faut se garder de l'habitude du vin pur et redouter les vins frélatés.

Le vin coupé d'eau est une excellente tisane dans certaines maladies, mais c'est un préjugé terrible que de croire remédier à tous les malaises avec du vin chaud.

(Voir Cours d'Hygiène populaire, t. II, p. 182.)

VIPÉRINE. Les feuilles de vipérine et les sommets fleuris fournissent une tisane douée de qualités sudorifiques.

(Voir Botanique médicale, p. 176.)

VIRUS VACCIN. L'opération de la vaccine n'est point toujours couronnée de succès. On prétend que le virus vaccin a perdu de son efficacité, et de là l'obligation de revacciner de temps en temps. Lorsque la petite opération de la vaccine a été suivie de fièvre, il est très-probable que la revaccination est inutile. Les revaccinations sont devenues à la mode depuis quelque temps; elles ont souvent réussi dans les classes populaires, dans les régiments, par exemple, où se trouvent bien des gens qui n'ont point été soignés dans leur enfance

comme ils auraient dû l'être, ou qui ont été mal vaccinés.
Au reste, la revaccination est sans danger. Comme on
ne peut avoir la variole qu'une seule fois, si le vaccin en
a servi, l'inoculation du virus vaccin ne ramène aucun
bouton caractéristique; c'est donc une assurance pour
certains caractères craintifs, pour les femmes surtout.
Quand elles ont été revaccinées, quoique le vaccin n'ait
pas pris, elles n'ont plus rien à redouter.

(Voir *Santé des Mères et des Enfants*, p. 241.)

VOIX (Hygiène de la). Les soins de la voix doivent
commencer dès l'enfance. Il ne faut pas trop laisser
crier les enfants. Il est une autre recommandation nécessaire à bien des familles : dès que les enfants parlent,
il faut leur enseigner la prononciation et tous les secrets
du langage ; c'est folie que de laisser fausser la prononciation des *r* et de faire dire les *j* comme des *z*. Le
bredouillement et le sifflement proviennent encore de
l'éducation. Le bégaiement tient souvent à un vice de
construction dans la langue, vice auquel on a parfois
remédié par une ingénieuse gymnastique. La voix chez
les jeunes gens change de ton, devient plus forte et se
ressent du travail de la puberté. A cette époque de la
vie, elle demande les plus grands ménagements.

Les malades et les convalescents doivent s'abstenir
de parler très-haut. Des cris, des conversations fatigantes
ont compromis les plus belles convalescences.

(Voir *Cours d'Hygiène populaire*, t. II, p. 199.)

VOIX (Mécanisme de la). La voix est produite par la
vibration des cordes vocales (voyez *Larynx*). Ces vibrations sont déterminées par le passage de l'air qui vient
des poumons. Si le larynx est relevé et la glotte resserrée,

la voix s'élève et le son en est aigu ; si, au contraire, le larynx est abaissé et la glotte plus largement ouverte, les vibrations des cordes deviennent plus rares, et par conséquent le son plus grave. — L'arrière-gorge, la bouche, les cavités nasales surtout et leurs anfractuosités ont un rôle important dans les modulations de la voix. — On dit que dans le coryza on parle du nez, c'est une erreur ; car la voix ne change alors que parce que les fosses nasales ne la modifient plus.

(Voir *Cours d'Hygiène populaire*, t. II, p. 192.)

VOLAILLE. Les volailles fournissent des aliments fort réparateurs, fort agréables. Les uns, comme les canards, l'oie, le pigeon, offrent une chair compacte qui est quelquefois d'une difficile digestion ; les autres, comme le poulet, les dindes, etc., donnent une viande fort sapide, et dont on fait chez les gens riches grande consommation. Rôties, les volailles sont plus digestives que mises en fricassée ; mais on peut sans crainte user de l'une ou de l'autre préparation.

(Voir *Cours d'Hygiène populaire*, t. II, p. 106.)

VOMITIFS. La manière de prendre un vomitif varie suivant l'agent pharmaceutique choisi pour provoquer le vomissement. Les poudres les plus spécialement employées sont l'émétique et l'ipécacuanha. On a fait avec ce dernier un sirop qui rend service pour médicamenter les enfants.

On ne doit donner les poudres et les sirops qu'à doses fractionnées ; ainsi, 5 ou 10 centigrammes d'émétique doivent se partager en trois ou quatre portions, de même 1 gr. 20 cent. d'ipécacuanha. Il faut, pour faciliter les effets d'un vomitif, boire le plus d'eau tiède possible ; plus on boit tiède, moins les vomissements sont pénibles. — Si après les vomissements survenus, les nausées persistent d'une façon douloureuses, on doit chercher à les apaiser avec de l'eau froide ou de l'eau gazeuse.

(Voir *Art de soigner les Malades*, p. 116.)

Y

YEUX (Anatomie des). L'œil est une véritable lunette, qui, semblable à la lunette dite vulgairement binocle, a deux verres, une charpente et un milieu. Les yeux s'allongent ou se rétrécissent sous la pression musculaire ; bref, si le binocle était pourvu d'un diaphragme, il serait la représentation exacte de l'œil. En effet, la charpente de l'œil formée par la sclérotique, a d'abord la cornée, verre extérieur, puis le cristallin, verre intérieur. Entre ces deux verres, se trouve un diaphragme, c'est-à-dire une sorte de toile que l'on appelle iris ; toile percée d'un trou que l'on nomme pupille. (Voir les mots *Cornée, Cristallin, Iris, Pupille, Rétine.*)

(Voir Cours d'Hygiène populaire, t. I,
p. 52 et suiv.)

YEUX (Hygiène des). Il faut à nos yeux une lumière qui ne soit ni trop vive, ni trop faible. — La lumière est en quelque sorte l'aliment des yeux. On doit éviter à l'œil tout ce qui est capable de l'éblouir : le grand soleil, le vis-à-vis du feu, l'aspect des fournaises, l'aspect des corps éblouissants. — Il est des précautions nécessaires pour les premiers jours de la vie : il faut avoir soin sur-

tout de placer le berceau de l'enfant de façon à ce que
la lumière des croisées, frappant maladroitement sur
lui, ne l'excite pas à loucher. — Tous les excès sont
pernicieux à l'organe si délicat de la vue : intempérance, grands travaux, et ce que l'on a fort improprement appelé le plaisir.

(Voir Cours d'Hygiène populaire, t. I, p. 66.)

YEUX (Inflammation des). L'inflammation des yeux a
lieu bien souvent, dans les graves maladies : fièvres muqueuses, fièvres éruptives, etc. Outre la douleur produite alors, il arrive un inconvénient qu'il faut dénoncer,
c'est l'épaississement des larmes, une sorte de suppuration, les yeux se collent pendant le sommeil. Dans ce
cas, il faut, avant de les ouvrir, les laver avec un peu
d'eau salée, ou simplement avec de la salive.

(Voir Cours d'Hygiène populaire, t. I, p. 82.)

YEUX (Remède contre les maux d'). Collyre excellent
préparé avec le sulfate de zinc et un œuf dur, que
l'on fait macérer dans de l'eau de fontaine non murée ;
— alun et blanc d'œuf appliqué en topique ; — cataplasme de fromage à la pie ; — eau salée ; — infusion de
seconde écorce de tilleul ; — infusion d'eufraise ; — jus
de mouron rouge ; — collyre ayant pour base le zinc et
la poudre d'iris.

(Voir Formules et Recettes, p. 308 et suiv.)

YEUX (Ordures dans les). Prenez un morceau de papier que vous roulez en spirale, mouillez le bout pointu
avec un peu de salive, introduisez sous la paupière, et
faites le tour du globe de l'œil ; le tortillon de papier

15.

ramène à l'un des angles le corps étranger. On se sert encore d'une bague. — S'il s'agit de poussières de fer, on peut les attirer au-dehors des paupières en approchant de l'œil un morceau de fer aimanté.

(Voir *Médecine des Accidents*, p. 292.)

FIN.

ENCYCLOPÉDIE

DE LA SANTÉ

12 volumes distincts et d'un format portatif.

Prévenir les maladies en enseignant sous une forme attrayante les préceptes si importants de l'hygiène; instruire chacun sur l'art si difficile de soigner les malades; indiquer les secours nécessaires dans les maladies épidémiques, dans les maladies de l'enfance et dans toute espèce d'accidents; renseigner sur la conduite à tenir dans les affections chroniques, dans certaines maladies spéciales, dans des indispositions fort délicates à traiter; rassembler et publier en les discutant les remèdes populaires et les recettes de famille; en deux mots, éclairer le dévouement et la bonne volonté, calmer bien des inquiétudes et conjurer bien des catastrophes : tel est notre but, telles sont nos limites. Nous n'avons pas la folie de croire les médecins inutiles; nous n'avons jamais eu la prétention de renseigner sur toutes les maladies, et de pouvoir indiquer les meilleurs remèdes à appliquer dans tous les cas possibles.

LA SANTÉ

DES

MÈRES ET DES ENFANTS

PAR

LE DOCTEUR JULES MASSÉ

Un volume avec gravures explicatives.

Soins des femmes devenues mères. — Allaitement.
— Nourrices et nourrissons. —
Cris, dentition, convulsions, croup, rougeole, petite vércle, fièvre
cérébrale, déviations, etc.

Nous n'avons pas à faire de grandes phrases pour démontrer les avantages de ce volume, que nous adressons spécialement aux mères de famille.—Tout ce qui tient à la santé des petits enfants est d'une si grande importance ! — Ce que nous pouvons dire, c'est que cet ouvrage renferme plusieurs chapitres qui, déjà publiés, ont été si bien compris, si bien mis en pratique, qu'ils ont littéralement sauvé la vie de plusieurs petits enfants.

LA MÉDECINE

DES ACCIDENTS

PAR

LE DOCTEUR JULES MASSÉ

Un volume avec de nombreuses gravures.

Secours aux noyés. — Asphyxies de toute nature. — Syncopes.
— Empoisonnements et antidotes. —
— Brûlures. — Entorses. — Membres démis. — Membres cassés. —
Plaies de tout genre et simples contusions.

Mêmes remarques à faire sur les avantages de ce volume que sur les avantages présentés par le volume précédent.

Quand un accident arrive à la campagne ou dans certains faubourgs, on s'empresse d'aller demander secours au curé, aux bonnes sœurs, à toutes les personnes enfin que l'on connaît charitables et bienfaisantes. — C'est le cas ou jamais d'emporter les conseils donnés pour obvier aux fâcheux résultats de toute espèce d'accidents. — Qu'il s'agisse d'une chute, d'une hémorragie, d'une asphyxie ou d'un empoisonnement, on ouvre son petit livre, on y trouve la conduite à tenir, et l'on agit alors avec ardeur et confiance, avec sagesse et sécurité.

AVIS AU CLERGÉ

CONTENANT TROIS PARTIES DISTINCTES

A VOIR :

1° L'Hygiène du Prêtre; 2° le Prêtre et la Médecine; 3° le Prêtre devant l'agonie,

PAR

LE DOCTEUR JULES MASSÉ

UN VOLUME.

———

Ce volume est, comme on le voit, spécialement destiné aux ecclésiastiques.

Nous y complétons ce qui a déjà été publié sous le titre de l'*Hygiène du Curé de campagne*. — Nous y parlons des inconvénients du binage et des coutumes désastreuses de certains pays.

Dans la seconde partie, tout en montrant au prêtre les services que peuvent lui faciliter quelques notions médicales, nous lui indiquons les limites qu'il ne doit pas franchir, et les moyens d'éviter les procès, poursuites et accusations de quelques guérisseurs patentés.

Enfin, dans la troisième, nous indiquons les signes d'une mort prochaine, et nous tâchons de montrer au prêtre les cas où il doit se presser d'aider les malades près de partir, le moment où il doit enrichir du trésor des sacrements les voyageurs qui se mettent en marche vers l'éternité.

LA
SANTÉ DES FEMMES

OUVRAGE CONFIDENTIEL

DÉDIÉ A UNE SŒUR DE CHARITÉ

PAR

LE DOCTEUR JULES MASSÉ

1 vol. avec gravures.

Anatomie. — Physiologie. — Hygiène. — Maladies de l'enfance.
— De la jeunesse. — De l'âge mûr. — De l'âge critique.
— Tortures faciles à guérir. —
Moyen d'éviter souvent de douloureuses opérations.

Nous le disons dans les préliminaires de cet ouvrage, il est urgent de combattre chez les femmes les moindres indispositions. — Avec des soins et des précautions intelligentes, il est possible de leur éviter de fort terribles maladies.

Mais, pour mettre tout le monde à même de prendre ces précautions, de combattre tous ces malaises, il faut des instructions capables d'éclairer les mères de famille et tous ceux qui se préoccupent des souffrances d'autrui, et des renseignements qui permettent aux femmes de soigner discrètement les premiers degrés de certaines maladies.

C'est ce que nous avons voulu donner.

FORMULES

ET RECETTES

PAR

LE DOCTEUR JULES MASSÉ

Un volume.

En dehors du Codex, en dehors des approbations plus ou moins motivées de notre savante Académie, il existe perdus dans des coins du pays des médicaments fort utiles, de vieilles recettes sur lesquelles nous voulons appeler l'attention.

Le Journal que nous avons quitté nous a fourni pendant trois ns l'occasion de publier un certain nombre de ces formules, et nous avons appris par expérience l'utilité réelle d'une publication de cette nature.

Ces recettes réunies dans un volume seront beaucoup plus profitables, ce nous semble, que perdues dans les colonnes d'un journal? — Pourquoi? — Parce qu'elles se trouvent dans le livre rangées par catégories, rassemblées suivant leur vertu et leur qualité spéciales, et puis encore, parce que le volume est compacte, portatif, et qu'il deviendra le *vade mecum* de l'infirmière ou de la sœur de charité.

LA

BOTANIQUE MÉDICALE

PAR

LE DOCTEUR JULES MASSÉ

Un Volume

AVEC UN NOMBRE CONSIDÉRABLE DE GRAVURES SUR BOIS

INTERCALÉES DANS LE TEXTE

———

Description succincte
de toutes les plantes qui peuvent servir d'aliments ou de remèdes.
Préparations des médicaments botaniques
dits médicaments domestiques; en d'autres termes, application des simples.
— Plantes dangereuses, etc. —
Le tout précédé des notions de botanique générale
nécessaires pour comprendre les caractères et la description d'une plante.

———

Nous avions annoncé dans nos précédentes éditions un volume tout autre que celui-là, intitulé : *la Médecine naturelle;* mais deux raisons péremptoires nous ont décidé à lui substituer *la Botanique médicale* : la première, c'est que ce volume nous a été instamment demandé par un grand nombre de nos souscripteurs; la seconde, c'est qu'en creusant la vaste et importante matière que nous intitulions *Médecine naturelle,* nous avons trouvé tant de matériaux intéressants, nous avons amassé une si abondante récolte, que nous voulons faire de tout cela une *publication spéciale* qui paraîtra par livraisons.

TROIS MALADIES

RÉPUTÉES

INCURABLES

PAR

LE DOCTEUR JULES MASSÉ

Un volume.

Dartres, scrofules, épilepsie. — Moyen de les guérir. —
Exemples de guérison.

Que de maladies réputées incurables, et auxquelles on croit
inutile d'opposer une énergique médicamentation !

Nous avons choisi trois affections que non-seulement les gens
du monde, mais qu'un bon nombre de médecins croient impossible de guérir, et, recueillant dans les manuscrits du professeur
Récamier des preuves, des observations, des faits précieux, nous
démontrons, pièces en mains, qu'il est défendu de se décourager,
et toujours sage de combattre.

PETITES

ET

GRANDES MISÈRES

PAR

LE DOCTÉUR JULES MASSÉ

Un volume.

Sous le nom de grandes misères, nous comprenons : la RAGE, le CHOLÉRA, la SUETTE et la FIÈVRE TYPHOÏDE. — Sous la dénomination de petites misères, nous n'avons parlé que de trois indispositions, mais si taquinantes, si tenaces, si souvent désolantes, qu'elles méritent bien, elles aussi, le nom de misères ; ce sont : la CONSTIPATION, la MIGRAINE et l'OBÉSITÉ.

Ainsi notre première partie pourrait être intitulée la Médecine spéciale des Épidémies, et nous la croyons appelée à rendre d'immenses services. Notre seconde doit être la consolation et la règle de conduite d'un grand nombre de gens désagréablement indisposés

L'ART

DE

SOIGNER LES MALADES

PAR

LE DOCTEUR JULES MASSE

1 vol. avec gravures.

Soins nécessaires suivant les différentes périodes de chaque maladie. — Tisanes. — Bains de pieds — Cataplasmes. — Potions. — Pilules. — Purgations. — Sangsues. — Ventouses. — Saignées. — Vésicatoires.— Cautères. — Sétons. — Manœuvres diverses. — Rubriques importantes. — Pansements. — Soins moraux.

Ce volume, d'une utilité toute pratique, est, de notre Collection, celui qui fera le mieux comprendre les avantages de nos Traités spéciaux et de notre format portatif.

Qui ne peut se trouver dans l'obligation de soigner un parent, un ami tombés malades? qui ne peut trouver mille occasions de renseigner sur les soins à donner dans la plupart des maladies?

S'il faut rechercher les avis et conseils donnés à ce sujet dans le fouillis inévitable d'un journal, on s'y perd, on se décourage, on ne dit rien, et l'on a peur d'agir ; tandis qu'avec notre petit volume mis en poche et facilement consulté, chacun peut devenir aussi expérimenté qu'une bonne garde-malade, aussi utile que les dignes sœurs de charité.

COURS
D'HYGIÈNE POPULAIRE

PAR

LE DOCTEUR JULES MASSÉ

2 vol. avec gravures.

Hygiène de la chevelure. — Hygiène de la vue. — Hygiène de l'ouïe. — Hygiène de la peau. — Hygiène du goût. — Hygiène des dents. — Hygiène de la digestion. — Hygiène de la circulation du sang. — Hygiène de l'odorat. — Hygiène de la voix. — Hygiène de la respiration. — Hygiène du système nerveux. — Hygiène de l'appareil musculaire. — Bains. — Habitations. — Vêtements, — Aliments. — Boissons. — Passions.— Causes des maladies, etc.

Ce Cours, fait à Paris avec le plus encourageant des succès, présente les préceptes hygiéniques d'une façon pittoresque, et suit une méthode qui n'avait point encore été employée en pareille matière.

Il peut tenir lieu à la fois d'un cours d'anatomie, d'un cours de physiologie, nous dirons presque d'un cours de médecine générale ; car, à côté des notions d'hygiène ordinaire, l'auteur a placé des descriptions anatomiques, puis des renseignements sur l'hygiène des maladies et l'hygiène des convalescences.

LES
MALADIES VIRILES

OUVRAGE CONFIDENTIEL

PAR

LE DOCTEUR JULES MASSÉ

Un volume.

Tant de mauvais livres ont été écrits sur cette matière, que nous avons cru nécessaire d'en redresser les erreurs, et d'en dénoncer les dangers. D'un autre côté, nous avons desiré compléter par un ouvrage spécial ce que nous n'avons pas voulu traiter dans notre *Cours d'Hygiène populaire.*

Vices de conformation, maladies héréditaires, lésions de toutes sortes, y sont étudiés et examinés en détail.

LIBRAIRIE CATHOLIQUE DE V. POULLET,

PARIS, RUE DU CHERCHE-MIDI, 7.

MAGASIN DE L'ENFANCE CHRÉTIENNE. Ouvrage terminé.
Six années réunies dans quatre volumes illustrés grand
in-8°.

La collection du *Magasin de l'Enfance chrétienne* renferme :
1° *Cent cinquante Histoires* ou Nouvelles, dont un bon nombre
ne contiennent pas moins de dix à quinze chapitres ; — 2° la
vie des Saints présentée d'une façon pittoresque et attrayante ;
— 3° tous les beaux traits contenus dans l'Histoire de France
jusqu'à Hugues Capet ; — 4° un Traité de civilité illustré ; —
5° un Traité complet de Cosmographie ; — 6° un Traité d'A-
rithmétique pittoresque ; — 7° un tout petit Catéchisme
adressé aux tout petits enfants ; — 8° la vie entière du Sau-
veur écrite pour les enfants ; — 9° un Traité des Jeux ; —
10° un Traité sur le Coloris des images ; — 11° un Traité des
Collections de papillons ; — 12° un Traité des Herbiers ; —
13° un Traité des Fleurs en papier ; — 14° des Pièces et Dia-
logues pour les familles et les pensionnats ; — enfin des
Fables, des Rébus, des Ballades, etc., etc.

La Collection complète renferme 476 gravures inédites.
Prix (franco) des 4 volumes :   20 fr.

MAGASIN DE LA JEUNESSE CHRÉTIENNE. Ouvrage terminé. 3 beaux volumes illustrés, grand in-8°, prix : 15 fr.

Le *Magasin de la Jeunesse chrétienne* est la continuation du
Magasin de l'Enfance. Mêmes matières, mêmes rédacteurs ;
grand nombre d'histoires toutes morales et religieuses et se
rattachant aux points les plus importants du Catéchisme.

DE L'ÉDUCATION, par M. l'abbé Dauphin, ancien directeur fondateur de l'institution d'Oullins, doyen de Sainte-Geneviève. Un beau vol. in-18 jésus.   3 fr. 50

Cette publication, fruit de l'expérience, ne peut qu'être de la plus grande utilité pratique aux parents et aux instituteurs de la jeunesse.

L'auteur n'y traite que ce qu'il a observé et reconnu comme indispensable, pour satisfaire à tous les besoins de l'éducation, et réaliser les moyens les plus propres à lui ménager de durables succès.

Les sujets des différentes questions d'enseignement, développées et approfondies dans ce volume, frappent surtout par leur côté applicable, leur gradation intelligente, leur ordonnance logique. L'élégance, le naturel et le sérieux s'allient, dans ces pages attachantes, à une gravité douce, à une autorité bienveillante, à une sensibilité exquise, à une foi aussi solide qu'aimable et persuasive.

Bossuet a dit quelque part : « Je ne m'explique pas comment un homme d'esprit a la patience de faire un livre, pour le seul plaisir d'écrire. » M. l'abbé Dauphin est de cette grande école du dix-septième siècle ; il considère le mandat d'écrivain comme un mandat sacré, un sacerdoce auguste, une mission sociale, dont l'Église et l'État ont droit de demander compte un jour ; aussi a-t-il fallu d'impérieuses instances pour le décider à grouper en un volume toutes ces études éparses, formant un traité complet d'éducation, que consulteront avec fruit les lecteurs d'élite, toujours plus reconnaissants et plus charmés.

Il eût été difficile, au reste, de résister à ces instances, car elles émanent toutes d'un public choisi, dont les désirs sont des ordres ; elles sont le cri de reconnaissance bien naturel des nombreuses familles qui doivent à M. l'abbé Dauphin des enfants respectueux et dévoués, qui font la gloire et l'honneur de la société. Elles devancent enfin, pour être ratifiées plus tard, les vœux de bien d'autres familles qui, apprenant les heureux résu tats obtenus par M. l'abbé Dauphin dans l'enseignement de la jeunesse, auront hâte de se procurer son livre, afin d'étudier à fond sa précieuse recette pour élever et former des chrétiens.

Sommaire de l'ouvrage.

Plan général d'enseignement. — De l'esprit de sacrifice dans l'éducation. — Du rôle de la religion dans l'éducation. — De l'esprit et de la lettre ou des principes éducateurs et des méthodes d'enseignement. — Des dernières années de l'éducation. — De l'éducation individuelle ou de la famille. — De l'éducation collective ou du collége. — Du choix d'un état. — Inventaire moral. — De la lecture comme élément d'éducation. — Du vrai but des études. — Monopole et communisme. — De l'éducation comme *moyen* de régénération sociale. — Des externats et des internats. — De l'exemple comme *fruit* de l'éducation, ou mission apostolique de la jeunesse. — Des avantages de vie religieuse appliquée à l'enseignement. — APPENDICE. Notice sur le château d'Oullins. — Transmission du collége d'Oullins au tiers-ordre enseignant de Saint-Dominique.

L'ART DE JOUER LES CHARADES EN ACTION, par mademoiselle Marie Curo (de Saint-Brieuc). Un gracieux vol. in-18, couverture glacée, franco. 80 c.

Le jeu des charades improvisées est un puissant moyen d'éducation ; il forme le maintien, donne l'habitude de s'exprimer avec facilité et d'agir avec grâce ; mais ce jeu doit être enseigné. Les enfants prennent le bas, le trivial pour le simple, l'ignoble pour le comique. Les phrases leur semblent de l'éloquence, l'enflure de la noblesse. Il faut donc former leur goût, les guider ; car c'est surtout dans les jeux que les enfants montrent leur caractère.

Dans ce volume, nous donnons d'abord des charades prêtes à jouer ; ensuite, des scènes dont le canevas est dessiné, mais auquel il faut ajouter le dialogue ; enfin, de simples mots sur lesquels on doit trouver les scènes improvisées.

Nous avons eu le dessein de donner un but moral aux

récréations, d'exercer à parler avec grâce, d'amuser les enfants en congé, de charmer les longues soirées d'hiver en pension.

Nous osons espérer que les parents et les maîtres seconderont notre zèle et feront connaître à leurs enfants et à leurs élèves ce petit ouvrage.

AVIS SPIRITUELS, OU MAXIMES ET INSTRUCTIONS SUR LES POINTS LES PLUS IMPORTANTS DE LA VIE CHRÉTIENNE, par le R. P. REULOS de la Compagnie de Jésus. Un vol. in-18, franco.   1 fr. 25

(Approbations de Mgr l'Archevêque de Paris et de Mgr l'Évêque de Nantes.)

Toutes les questions relatives à la pratique de la vertu sont traitées dans les livres de piété qui existent en si grand nombre. Mais ces livres ne sont pas sous la main de tout le monde. D'ailleurs le temps manquerait souvent pour les lire. Quelques-uns traitent de matières si relevées, qu'ils ne peuvent être utiles qu'à un petit nombre de fidèles. D'autres n'ont été composés que pour une classe particulière de personnes. L'ouvrage qui vient de paraître à notre librairie sous le titre d'AVIS SPIRITUELS convient à tout le monde; tous y trouveront des instructions qui répondront aux besoins de leurs âmes, à quelque degré de vertu qu'ils soient parvenus.

EXERCICES DE LA VIE INTÉRIEURE, par M. l'abbé RIEFFEL, professeur au collége de Saint-Arbogast, à Strasbourg. Un beau vol. in-18.   1 fr. 60.

« Les personnes qui ont le désir de leur avancement spi-
« rituel trouveront, dans les Exercices de la Vie intérieure,
« une méthode simple, pratique et sûre de se sanctifier, à
« côté d'un bon choix de Prières et de nombreux exemples
« tirés de la Vie des Saints. Convaincu que ce livre est très-
« propre à fomenter l'esprit de piété, nous désirons qu'il soit
« bien répandu. » (Approbation de Mgr l'Évêque de Strasbourg.)

L'AURÉOLE DE LA MÈRE DE DIEU, ou ses Priviléges et ses Vertus médités; nouveau Mois de Marie, avec Offices et Prières, par l'abbé F. LANSAC, directeur de l'École préparatoire des Carmes. Un vol. in-18. 1 fr. 50

HISTOIRE DE LA LIGUE sous les règnes de Henri III et de Henri IV, ou Quinze années de l'Histoire de France, par V. DE CHALEMBERT. 2 vol. in-8. 10 fr.

L'ÉVANGILE DANS SON UNITÉ, ou la Vie de Notre-Seigneur Jésus-Christ, d'après les quatre Évangélistes réunis, par M. Pierre LACHÈZE. 6e édition. 75 c.

Cet ouvrage, approuvé par huit Archevêques et Évêques de France, et adopté pour les écoles par l'académie du département de Seine-et-Marne, est un livre de lecture d'Écriture sainte dans ce qu'elle a tout à la fois de plus sublime. Mis à la portée de l'enfant, il lui présente d'un seul coup d'œil, et sous la forme attrayante d'une histoire suivie, toutes les circonstances de la vie de Notre-Seigneur, sans rien ôter ni rien ajouter aux textes de l'Évangile.

ROME CHRÉTIENNE RACONTÉE A LA JEUNESSE. *Les fêtes de Noël à Rome* (Correspondance d'un Pèlerin), suivies de récits et d'anecdotes sur les fêtes de Noël à Bethléem, à Bruxelles, à Marseille et dans plusieurs autres villes du monde catholique, par M. l'abbé DUMAX, ancien secrétaire de Mgr de Ségur à Rome. Un joli vol. in-12. 1 fr. 50

SOMMAIRE : Au lecteur. — Un mot sur la fête de Noël; son étymologie; historique de la fête.

Ire Partie. — *Particularités sur les fêtes de Noël à Rome.* — Lettre I. Le 24 décembre, les Pifferari. — Lettre II. Les boutiques de Noël et le Præsepio. — Lettre III. La messe de Minuit à Sainte-Marie-Majeure. — Lettre IV. Description de la Crèche et de son reliquaire; histoire de la Sainte-Relique; cérémonie de l'adoration. — Lettre V. L'épée et le chapeau ducal. — Lettre VI. L'étable de Bethléem dans l'église de l'Ara-Cœli. — Lettre VII. Les petits prédicateurs de huit et de dix ans. — Lettre VIII. Le santo Bambino; bénédiction solennelle; une observation importante au lecteur.

IIᵉ Partie. — *Les fêtes de Noël à Bethléem.* — Description de Bethléem; ce qu'était autrefois la sainte Grotte; ce qu'elle est devenue; ce qu'elle est aujourd'hui.

IIIᵉ Partie. — *Particularités des fêtes de Noël dans plusieurs pays du monde catholique.* — Les fêtes de Noël dans les pays du Nord. Les branches de gui. L'arbre de Noël. La crèche en famille. Extrait d'une description de la fête de Noël à Bruxelles. — La nuit de Noël à Marseille : extrait du journal d'un ancien soldat.

Paris. — La nuit de Noël au petit séminaire. La pantoufle dans la cheminée. La fête des lettres adressées à l'Enfant Jésus. — Réponse à une question : Pourquoi la fête de Noël doit-elle être chère d'une manière toute particulière aux Français ?

JÉSUS OFFERT A LA JEUNESSE DANS LES PRINCIPALES CIRCONSTANCES DE SON ENFANCE, par M. l'abbé DUMAX, avec une introduction sur ce que Jésus-Christ a pensé des Enfants, par M. l'abbé CHEVOJON, auteur de la *Perfection des jeunes Filles.* Un vol. in-12.   1 fr. 50

LA GUERRE AUX DÉFAUTS, petit Traité tout en histoires sur la *Correction des défauts,* par LE MÊME. Un volume in-12.   1 fr. 50

L'OBÉISSANCE ENSEIGNÉE AUX ENFANTS, petit Traité tout en histoires sur la *Désobéissance et la Soumission,* par LE MÊME. Un vol. in-12.   1 fr. 50.

HISTOIRE DE LA CAPTIVITÉ, DU JUGEMENT ET DE L'EXÉCUTION DE LOUIS XVI. Un vol. in-18.   50 c.

NOTA. On trouve constamment dans nos Magasins un grand assortiment des meilleurs livres à *l'usage de la Jeunesse.*

PARIS, IMPRIMERIE BAILLY, DIVRY ET COMP.,
Rue Notre-Dame-des-Champs, 49.